女性生理 / 妇科疾病 / 安全防护

如果我的朋友是妇科医生,我会这样问她

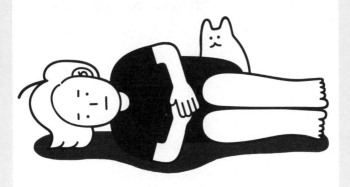

[韩]柳知沅·著
王 琳·译

電子工業出版社
Publishing House of Electronics Industry
北京·BEIJING

序言

突然有一天,有血从我的身体里流了出来,而我没有任何准备,那是我的初潮。我没有跟父母说,而是把这件烦心事儿憋在了心里。这种奇怪的现象让我感到非常难为情,这些血是从哪里来的?我究竟为什么会流血?我完全不知道。

月经每个月来1次,从不失约。每次它的到来都让我感到莫名的不适和难堪,总觉得经血会渗漏出来,生怕别人知道我来了月经。我甚至有时会抱怨,为什么自己偏偏是个女儿身,不得不每个月都经历这痛苦的过程。后来有一天,被子上的血迹被妈妈发现,妈妈一边训斥我为什么不告诉她、一边埋怨我弄脏被子的场景,至今我都记忆犹新。从那以后,月经和我的生活便融为一体,表面上看起来毫无违和感,我甚至不会特别留意我的经期生活，每次就任这种不适的感觉充斥全身，同时也感受着身体的每一次变化。

后来我成了一名妇科医生，在诊室里遇到了很多像我一样的女性：明明感觉到了不适和焦虑，但其中的大部分人都没有及时就医。

有很多女性虽然时常会感到小腹胀痛，但一直对是否去妇科门诊就医犹豫不决，直到最后发现卵巢周围出现脓肿。也有一些女性误把宫颈癌疫苗当成治疗性药物而拒绝接种，直到在宫颈细胞学检查（对宫颈或阴道的细胞进行的检查）中发现异常，才后知后觉地懊悔。如果她们能够更轻松地向家人或朋友说出自己的症状和身体情况，或者能够早一点儿接受妇科治疗，其实完全可以免受这些问题的困扰。但在现实生活中，很多女性觉得妇科问题是难言之隐，甚至有些抵触到妇科门诊就诊。

关于减肥和化妆的信息随处可见，而女性身体出现的问题却成了让人难以启齿的话题。至少，"我接受了宫颈癌检查""我曾接受过妇科病治疗"这样的话题在大部分女性的意识当中是无法堂堂正正地拿出来谈论的。

我们提倡女性在20岁之后每两年接受1次宫颈癌筛查。尽管这是一项非常有必要的检查，但仍有很多女性不重视，甚至有非常多的女性因为抵触妇科治疗而不愿意接受检查。

因为现在我在医院工作，每天都会接触到诸多在妇科方面有困惑的女性，她们的这种困惑和各种症状对我来说是司空见惯的，所以我能毫不避讳地描述病情、与患者沟通。然而我在20多岁的时候也会觉得关于妇科的困惑难以启齿，无法向任何人说起，包括妈妈。所以在这方面妈妈也没能给我充分的帮助。

除了朋友之间在聊天群里大谈个人经验，事实上我们非常有必要结合实际情况，更客观地观察自己的身体症状。

本书分为三部分。第一部分是对常见问题的说明。第二部分是对避孕、月经、子宫和卵巢等与妇科相关的知识的介绍。第三部分则对妇科诊疗中常见的检查及为何要接受这些检查进行了详细的说明。

我知道很多女性都有跟我一样的烦恼和疑惑,所以一直以来我都想和大家聊一聊女性会遇到的症状和困惑。如果我们不能充分地了解自己的身体,就很难发现身体存在的问题,只有充分地了解之后,才能更好地加以爱护。我真心希望将我们身体发出的信号——那些再自然不过的变化——像跟朋友聊天一样和大家说一说。

说明

1. 正文中提到的年纪都是周岁。
2. 正文中包含"育龄女性""处女膜"等表达。

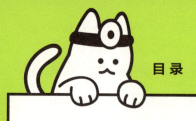

目录

你熟悉这些身体部位吗 010

在正式开始聊之前
关于女性的身体,最近有这样的说法……

月经杯 018　卫生巾 022　私处脱毛 025　吹风机和阴毛 029
私处洗液 031　月经和运动 034　塑形内衣(功能性内衣) 036
自慰 039

❶ 第一部分
为什么会出现这样的症状

月经推迟 044　不是经期却总是出血 050　性生活后出血 053
体重突然增加,月经也不正常了 056
体重突然下降,月经也不正常了 060　那里特别痒 063
那里刺痛难忍 068　那里抽痛肿胀 071
那里散发出难闻的味道 074　白带增多 076　总是想上厕所 079

❷ 第二部分
如果想了解得更详细

第一章　避孕
关于避孕 086　避孕套 088　避孕药 092　紧急避孕药 096
避孕针 100　避孕环 102　➕ 关于避孕环的传闻和真相 105

依伴依 (108)　月经周期避孕法 (111)　体外射精 (114)　经期性行为 (116)

第二章　月经
关于月经 (118)　月经血量 (119)　痛经 (122)
⊕ 如果你正在饱受痛经的折磨 (125)　经前综合征 (127)
月经和青春痘 (130)

第三章　卵巢和子宫
我的年龄和卵巢的年龄 (132)　冷冻卵子 (134)　多囊卵巢综合征 (137)
子宫内膜异位症 (143)　子宫肌瘤 (147)　子宫腺肌症 (153)　子宫畸形 (156)

第四章　性病
生殖道沙眼衣原体感染 (161)　尖锐湿疣 (163)　阴道炎 (166)
滴虫性阴道炎 (167)　细菌性阴道炎 (168)　念珠菌阴道炎 (170)
生殖器疱疹 (172)　梅毒 (177)　阴虱 (180)　疥疮 (181)

③ 第三部分
妇科医生为你讲述妇科那些事儿

妇科医生经常问的问题 (184)　不能通过宫颈确认一切 (187)
⊕ 妇科定期检查 (190)　宫颈糜烂 (192)　宫颈癌检查 (195)
宫颈癌疫苗和相关疑问 (200)　关于宫颈癌的误会与偏见 (205)
⊕ 人乳头瘤病毒 (207)　卵巢癌检查 (209)　关于小阴唇的传闻 (210)
处女膜再造手术 (213)

结语 (214)　参考文献 (217)

你熟悉这些身体部位吗

尝试写下外阴构造中
各部位的名称

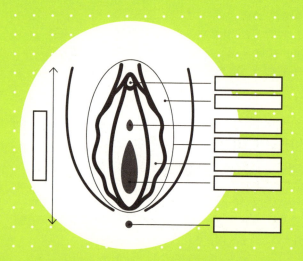

尝试写下卵巢、子宫和阴道
构造中各部位的名称

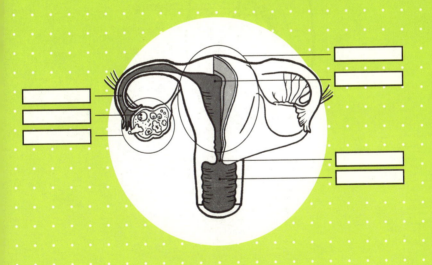

注：在空格处填下你所知道的。

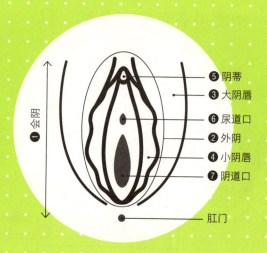

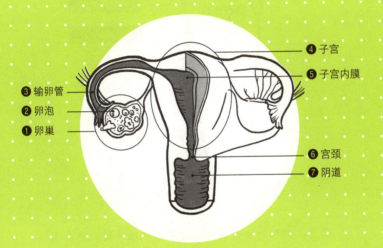

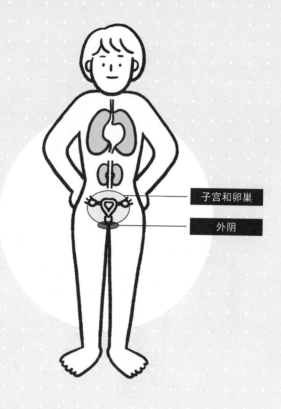

子宫和卵巢

外阴

　　这些名词你可能听说过但并不确切地了解。但是为了你的身体健康,希望你务必了解一些常识,了解一些关于妊娠、分娩、女性生殖器官疾病和雌激素异常引起的症状的相关知识。

　　为了让你的身体能够更加健康,我们一起来谈一谈那些我们从未了解过但又非常有趣的妇科常识吧!

外阴构造	❶ **会阴**：成年女性大腿之间有阴毛的部位。男性和女性都具备的部位，女性会阴指外阴（阴道、尿道）至肛门之间的部分，男性会阴指阴囊至肛门之间的部分 ❷ **外阴**：外生殖器，男性和女性通用的术语。女性外阴由大阴唇、小阴唇、阴蒂、阴道口、外尿道口等组成。男性外阴指阴茎和阴囊 ❸ **大阴唇**：女性外阴最外部两侧，成年女性的这个部位会长出阴毛。打开大阴唇能够看到小阴唇和阴蒂。男性的阴唇指阴囊 ❹ **小阴唇**：位于大阴唇内侧，皮肤较薄，没有阴毛。每个人小阴唇的形状和颜色会有差异 ❺ **阴蒂**：位于两侧小阴唇汇合顶端的凸起。男性的阴蒂指阴茎 ❻ **尿道口**：尿道末端的小便排出口 ❼ **阴道口**：阴道的入口。打开阴道口时，肉眼可见阴道内部和子宫入口（即宫颈）
卵巢、子宫和阴道的构造	❶ **卵巢**：产生并排出卵子，分泌雌激素、睾酮等性激素的女性生殖器官 ❷ **卵泡**：包裹卵子的囊状结构，从原始卵泡变成发育卵泡，再变成成熟卵泡后排卵 ❸ **输卵管**：连接子宫和卵巢的管，男性的精子和从卵巢中排出的卵子在输卵管中相遇完成受精过程，受精卵再通过输卵管进入子宫完成受孕 ❹ **子宫**：在受精卵着床后，胎儿生长发育的空间 ❺ **子宫内膜**：子宫的内壁，厚度受激素的影响根据月经周期发生变化，在临近经期时会变厚，部分脱落形成月经 ❻ **宫颈**：连接阴道和子宫的部分，同时可以被看作子宫的入口。阴道口打开时肉眼可见 ❼ **阴道**：连接子宫和外部的通道，通常为酸性环境，起到防止有害菌进入身体的作用

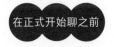

在正式开始聊之前

关于女性的身体,
最近有这样的说法……

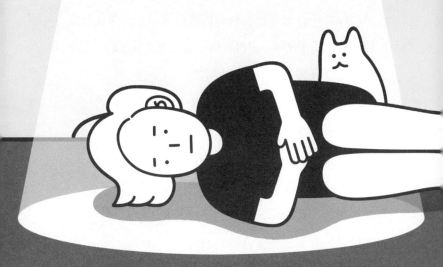

月经杯

一次性卫生巾引发了严重的环境问题，而卫生巾风波让人们对卫生巾中可能存在的有害成分的警戒心越发强烈，因此，一次性卫生巾的替代产品正在受到越来越多的关注。月经杯就是其中之一。虽然现在月经杯对大多数女性来说还有些陌生，但我还是想谈一下月经杯的益处。

月经杯的制作原材料是医用硅胶，不会腐败和变质，可以反复使用。月经杯可以在用热水消毒后反复使用，经济且环保。与用法相似的卫生棉条相比较，月经杯导致中毒性休克*的概率相对较低，而卫生棉条植入后很有可能滋生细菌。

很多女性在使用卫生巾后阴道和腹股沟都会出现红肿、瘙痒的情况。对于这些女性，月经杯

> *
> 金黄色葡萄球菌引起的毒素感染或细菌进入血管内引起的综合征，一种致命的疾病。主要症状是突然发热和全身红斑性表皮脱落。

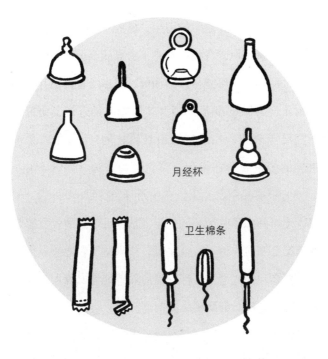

月经杯

卫生棉条

不会对皮肤造成直接或间接的刺激，可以说是一个非常不错的选择。此外，因为经血会装入杯中，所以与传统卫生巾相比，月经杯也能让女性免受异味的困扰。

目前，在很多学术会议上人们对月经杯依然存在很多争议。陌生但益处良多的月经杯，在使用时有哪些需要注意的事项呢？

最需要注意的是手的卫生。硅胶本身是不会滋生细菌的,也就是说,月经杯本身不会导致细菌滋生,但是接触月经杯的手可能会传播细菌。很多学者对因月经杯使用不当导致的细菌感染及其感染途径进行了研究。研究结果表明,在最初使用月经杯的3个月中,手部常见的细菌大肠杆菌和金黄色葡萄球菌(staphylococcus aureus)很容易引发感染。在使用月经杯约6个月后,使用者逐渐熟悉了月经杯的使用方法,手部细菌引发感染的情况会明显改善。也就是说,如果使用者能够在置入月经杯之前彻底清洁手部,然后熟练地完成置入过程,就大可不必担心细菌感染的问题。

然而,由于月经杯需要通过置入的方式使用,所以与卫生巾相比,使用者在一开始使用时还是有一定难度的。对没有性行为经历的人来说,初次置入时会有痛感。

月经杯分为不同的型号,有运动量大时使用的型号,有月经血量大时使用的型号,也有适合初次使用者的型号等。这就需要我们先仔细了解这些不同型号的月经杯,然后再进行选择。另外,每个人的阴道长度不同，需要根据自己的阴道长度选择月经杯。

将月经杯置入阴道内已经足够可怕，选择型号时居然还有这么多复杂的规则，这让人觉得本来就很陌生的月经杯更"不好相处"了。但是使用过月经杯的人都表示绝不会再用让人感觉潮湿难耐的卫生巾了，月经杯简直打开了新世界。

制作卫生巾需要砍去很多树木，还会产生很多垃圾，使用卫生巾时会有那种湿乎乎的感觉，以及卫生巾用纸里可能混入某些合成物质……或许，在寻求更加安全的卫生巾之路上，月经杯会越来越受关注。

使用月经杯的益处

❶ 可以在一定期限内反复使用。
❷ 消毒后可以反复使用，不会对环境造成污染。
❸ 不会刺激外阴部位的皮肤。
❹ 改善阴道内的干涩症状。
❺ 减少经期异味。

使用月经杯的注意事项

❶ 月经杯按照大小、容量、强度、弹性等分为多种型号，使用者要谨慎选择。
❷ 初次使用时可能会有痛感。
❸ 注意手部和月经杯杯体的消毒。
❹ 在熟悉使用方法之前，使用月经杯时会有不舒服的感觉。

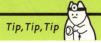

Tip, Tip, Tip

卫生巾

"妇科医生使用哪种卫生巾?"

这是我最近经常听到的问题。其实卫生巾不属于药品,妇科医生也不会对其有更多的了解,所以只能给出"看到哪个就买哪个"这种不痛不痒的答案。虽然卫生巾跟月经有直接的关系,但我对它并不十分感兴趣。

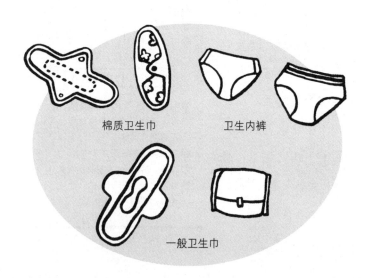

卫生巾广告往往会围绕舒适的使用感和超强的吸收能力，以及除异味的功效等进行宣传。而卫生巾中是否可能会含有环境激素等有害成分，以及是否会由此导致月经不调和月经血量减少无从查证。目前在全世界范围内都找不到关于卫生巾是否对人体有害的明确研究结果。由黏膜组成的女性生殖器官更容易流入有害物质。

妇科医生教你如何正确使用卫生巾

❶ 如果发生经血渗漏，检查选择的卫生巾型号是否合适。大部分侧漏并不是由特殊姿势造成的，而是由卫生巾容量不够导致的。

❷ 即便月经血量不大，也要保证3~4小时更换1次卫生巾，过长时间使用1片卫生巾容易使皮肤受到刺激。

❸ 当月经血量较大时，每1~2小时更换1次卫生巾，可以有效防止渗漏。

❹ 最好能够大致掌握经期卫生巾的用量，以便通过卫生巾的用量来观测月经血量的变化。

❺ 将卫生巾置于潮湿的环境当中会导致卫生巾变质，应该将卫生巾放在干燥、密封的容器中收纳，并严格按照有效期限使用。

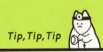

Tip, Tip, Tip

每月1次的月经是绝大部分女性都会经历的事情，所以卫生巾对女性来说是生活必需品。但世界上仍有很多女性身处于连卫生巾都用不起的困境当中，这需要当地政府和地方自治团体在使用卫生巾这件事情上给予女性经济上的支持，给她们提供接受月经相关知识的受教育机会。我希望女性健康不再受到威胁，也希望社会能给予女性更多的尊重。

私处脱毛

Girls & Sex: Navigating the Complicated New Landscape 的作者 Peggy Orenstein 曾说过:"脱毛就是将私人空间变成公共空间。当露腿的着装风格开始盛行的时候,脱腿毛就随之流行起来;在露出腋窝的无袖装普及之后,脱腋窝毛也变成了理所应当的事情。似乎在人们的意识当中,身体上长出的长长的体毛过于凸显本能,也不够理想化,而没有体毛的光滑皮肤才是美的,才是更时髦的。"

"那里为什么会长毛?"

头发或者睫毛这样的毛发并不会引起人们的注意,然而在青春期开始后,腋下和外阴长出来的毛发却总让人觉得很奇怪。为什么这些部位会长出毛发呢?这些毛发既不美观,又没什么实际用途。直到成为医学专业的学生后,我才知道阴毛*也

> *
> 在第二次性发育开始之后,受属于性激素的雄激素的影响,腹股沟周围的毛会逐渐变厚、变粗,并卷曲生长。

有它的用途。

阴毛可以有效地减少摩擦，而且与毛囊相连的皮脂分泌腺会适当分泌皮脂，这些都能起到保护皮肤的作用。除此之外，阴毛还能保护毛发下面神经细胞的敏感度。

"关于私处脱毛你怎么看？"

"可以进行私处脱毛吗？"

随着私处脱毛的流行，越来越多的人向我提出这样的问题。在诊疗过程当中我经常见到进行了私处脱毛的患者，其中一些患者因为私处脱毛皮肤出现了问题。关于私处脱毛有哪些好处，人们最普遍的回答可能就是"感觉干净了"，小便和经血不会粘在阴毛上，感觉清爽了许多。另外，也有私处脱毛可以有效预防阴道炎的说法。

然而去除阴毛并不能减少或预防性病的发生。去除阴毛确实能够预防阴虱的产生，但是尖锐湿疣会在没有阴毛的皮肤上加速扩散。因为尖锐湿疣是在鳞状上皮细胞（squamous epithelial cell）*上繁殖的，而阴毛能起到抑制其繁殖的作用。

经期常会有血块留在阴毛上，考虑到这一点，脱掉阴毛似乎看起来更加卫生且有益健康，但是没有了阴毛的隔离，沾满经血的卫生巾就会直接与皮肤接触，这样危害更大。阴毛能起到保护膜的作用，事实上私处脱毛后的皮肤更容易产生灼热感（burning sensation）**和瘙痒症***。

另外，毛发本身会给人一种非常杂乱的感觉，而且阴毛呈卷曲状，看起来就更加不卫生了。其实过去在进行手术之前，消毒过程中会剔除体毛，目的是减少细菌感染，同时让医生的视野更加清晰。但最近有调查结果表明，体毛并不会造成手术中的细菌感染，所以现在手术之前不会将体毛全部剔除，只剔除影响视野的部分即可。如果实在难以接受长长的阴

*
扁平形状的细胞，是构成皮肤外层的细胞种类之一。
**
像火烧一样的感觉。
***
瘙痒的症状。

毛，可以用除毛剪刀稍加修剪。

虽然不太美观，但能够起到保护膜作用的阴毛最好不要去除。然而私处脱毛似乎也像腋窝脱毛一样被视作一种礼仪，这种现象实在让人焦虑。

自然的才是最美的，也是最珍贵的。

吹风机和阴毛

"吹风机只能用来吹干头发!"你是否也见过这样的标语?我曾在公共浴池里见到这样的标语后忍不住笑了。是有多少人在用吹风机吹其他部位的毛发,才会有这样的标语出现啊?

就像冲凉后用毛巾擦干身上的水一样,很多人会用吹风机把外阴吹干。加上很多人认为外阴周围潮湿会引发阴道炎和外阴炎症,所以洗完澡之后会习惯性地用吹风机吹干阴毛。头发不彻底吹干会产生头皮屑和异味,同样阴毛不彻底吹干也会引发炎症,很多人都有这样的想法。

但是阴毛和头发不同,头发是从又厚又硬的头皮上长出来的,而阴毛长在比脸部皮肤还柔软、敏感的皮肤上。所以比任何一个部位的皮肤都脆弱的外阴部位的皮肤更加需要保持水分层和油脂层的稳定和平衡。灼热的风会破坏油脂层的平衡。虽然低温、微风能够在一定程度上减轻破坏程度,但自然风干还是最有益于外阴皮肤的处理方式。

所以再也不要让吹风机靠近外阴了。自然风干是最好的,或者通过按压毛巾的方式吸走外阴部位的水分,这样就足够了。

私处洗液

洗脸要用洗面奶,那么要想彻底清洁阴部,是不是也要使用私处洗液?不使用私处洗液,只用水清洗外阴,能洗干净吗?

"哪种私处洗液比较好?"

"一定要使用私处洗液吗?"

在妇科诊疗的过程当中,我经常会听到这些问题。随处可见的广告和营销语中除了关于私处洗液的大量产品信息,还充斥着很多误导性的内容。

首先我们来了解一下健康的阴道状态。在乳酸菌的辛勤劳动下,阴道一直保持着强酸性(pH4.5)环境。也正是因为这样,大小便中和皮肤周围的杂菌很难侵入阴道。所以市面上的很多产品都将宣传点集中在了"帮助阴道保持酸性环境"上。而不同产品之间的差异仅在于是加入了绿茶提取物还是加入了其他天然萃取成分。也就是说,洗液的作用在于帮助阴道保持酸性环境,免受外界细菌侵入。

那么,不使用洗液就会患上阴道炎吗?在实际生活中很多阴道炎的患者都会问:"是不是因为我不用洗液,所以得了阴道炎吗?"乳酸菌的作用是保持阴道内部适当的酸性环境,而月经和性行为等外部因素都会在一定程度上破坏这样的生态环境。所以在性行为之后或者在月经结束之后,私处都会有异味散发出来。

然而人体经历了千万年的风雨,已经完成了高度进化。临时被破坏的生态环境很快就会被新生的保护膜重新保护起来。除非有强大到乳酸菌无力抵御的细菌侵入,否则单纯的酸碱度变化人体是可以自行克服的。所以即便不使用私处洗液,我们也可以保持阴道健康。

但如果阴道炎反复发作,或者阴道持续出血,再或者处于孕期等特殊的情况下,借助私处洗液来帮助阴道保持特定的酸度还是很有必要的。在经期结束后或在发生性行为后使用私处洗液,可以帮助阴道恢复特定的酸性环境。就像各科目都依靠课外辅导的学生很难培养出很好的学习能力一样,过度使用私处洗液也会降低乳酸菌的自我净化能力。反过来,就像在学习过程中有个别知识点理解困难或有些许跟不上进度时,借助课外辅导是可以帮助提升成绩的,那么在阴道炎反复发作或者产后身体状况欠佳的情况下,适当使用私处洗液还是非常有帮助的。

> **私处洗液,什么时候用比较好呢?**
>
> ❶ 产后排恶露时。
> ❷ 月经之后。
> ❸ 发生性行为之后。
> ❹ 外阴有异味、瘙痒或有其他不适感时。
> ❺ 阴道炎反复发作时。
> 注意,每周使用2~3次即可。
>
>
> Tip, Tip, Tip

月经和运动

我曾经觉得在健身房或者游泳馆办卡非常不划算。因为来月经,每个月都有一个星期不能游泳,这样算下来,只使用3周却要交4周的钱。这也就意味着如果办年卡的话,至少要浪费掉4个月的钱。我想任何女性都会有在经期犹豫要不要去运动的经历吧。

经期可以运动吗?如果只说结论的话,那就是"可以"。其实我们完全没有必要因为月经调整运动习惯,但要注意根据经期的身体状况来调整运动的强度。

经期会有大量血液流入子宫,这就是经期小腹胀痛的原因。强度过大的运动会让这种身体不适的感觉加剧。所以在腹部胀痛感强烈的时候,尽量不要做普拉提或者跑步这些会对腹部造成刺激的运动。

除非体质非常健康,否则大部分女性在经期都会有不同程度的眩晕和全身酸痛的感觉。经血是在集中时间内从身体中流出的一种血液,所以当月经血量比较大时，可以降低运动强度或者暂时休息。骑自行车这类运动会对外阴造成强烈的刺激，同时对皮肤的强烈刺激也会引发痛感。

运动的关键是持之以恒，我们需要随时根据自己的身体状态来调整运动强度。月经让我们每个月都会在一段时间内身体状况不佳，这确实非常让人沮丧，但俗话说"歇一拍才能走两步"，希望大家能够将运动坚持到底。

塑形内衣（功能性内衣）

"让人窒息的美。"

如果用一句话来形容塑形内衣，这句话再贴切不过了。从肋骨下方到大腿中间部位，塑形内衣能够帮你把赘肉完美隐藏，甚至还能塑造出凹凸有致的曲线，就连下垂的臀部似乎都翘了起来。只是塑形内衣真的会让人喘不过气来，而且价格也高得吓人。

然而无法呼吸根本挡不住爱美人士的脚步。常会有人因为"塑形内衣能够矫正体态""塑形内衣能够给腰部支撑，起到缓解腰痛的作用"这样的说法穿塑形内衣。我甚至还听过"穿塑形内衣能够帮助腹部减肥"的说法。想必是因为穿塑形内衣太紧、太不舒服，所以吃不下东西，才瘦了吧。爱美之心，人皆有之，这无可厚非。但我觉得应该在充分了解之后，再决定是否选择塑形内衣。从妇科医生的角度来看，塑形内衣并不值得推荐。

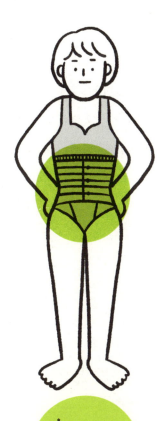

*盆腔处的静脉血管膨胀、血液淤滞是造成慢性骨盆疼痛的主要原因。

在穿着塑形内衣时,腹部会受到非常大的压力,子宫和盆腔内部会出现血液循环不畅的情况,甚至还会引起盆腔淤血综合征和慢性骨盆疼痛*,还有可能加剧痛经。塑形内衣让皮肤长时间处于受强压状态,腹股沟和会阴这些敏感部位的皮肤会出现瘙痒、刺痛的感觉。此外,由于通风不畅导致汗液无法正常排出,潮湿的环境易滋生霉菌,造成感染。当然,并不是所有穿塑形内衣的人都会出现以上情况，但可以肯定的是，腹部和会阴长期受到挤压对身体是非常有害的。

在那些特别的日子里，在短时间内穿一下塑形内衣还是可以的。但如果长期穿，还是希望大家慎重考虑一下，想一想塑形内衣究竟会对我们的身体造成什么样的影响。

自慰

在过去,男人表达自己的欲望会被认为是具有男性魅力的表现。相反,对女性来说,青春期性教育也只不过是对子宫和卵巢的简单介绍,关于阴道和外阴的知识她们完全无从获得,似乎妊娠和分娩就是女性性教育的全部内容。就连我,也是在月经开始之后才知道身体上有阴道这个部位,直到青春期才了解了阴道的用途。在女性的意识里,性欲和快感被忽视是一件非常自然的事情,而性欲旺盛、追求快感的女性会被认为是奇怪的,甚至不健康的。但事实上,想要保持健康的性生活,女性也要能够感受到性的快乐。

"其实并没有很享受,但还是装作很快乐。"

一位朋友这样描述了她在性生活中的感受。其实这不是个别现象,很多女性都不知道怎样在性关系中感受到快感,但又不得不装作很兴奋的样子。请记住,发生性行为不仅仅是为了满足单方的性需求。

无法感觉到性方面的快感在医学上被认定为一种疾病，性欲低也一样。所以感受到性方面的快感是非常正常的，寻找性敏感区、主动去感受性快感的自慰行为也是非常自然的现象。事实上，积极地去理解性，有助于形成性自主权、获得性快感。

相较于男性，很多女性并不清楚自慰的方法。男性可以通过刺激龟头感受快感，女性也可以通过刺激阴蒂来体会性兴奋的感觉。可以用手或者借助工具刺激阴蒂，最好通过多种尝试来找到适合自己的刺激方式。通过这样的方法充分感受到性快感，养成健康的、正确的满足性欲的习惯，从而获得健康的性生活。

很多女性认为性行为只是为了维持与爱人之间的关系，她们感受不到性生活带来的快乐，也完全无法感受性的珍贵，她们感受到的可能只有痛苦和心理负担。

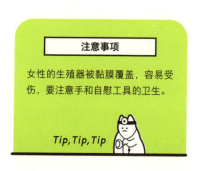

注意事项

女性的生殖器被黏膜覆盖，容易受伤，要注意手和自慰工具的卫生。

Tip, Tip, Tip

想要跟对方有性方面的接触，我们需要比任何人都更了解自己。"知己知彼，百战不殆"这句话在这里也非常适用。只有了解了自己的快感，才能更好地了解对方和自己的关系。

第一部分

为什么会出现这样的症状

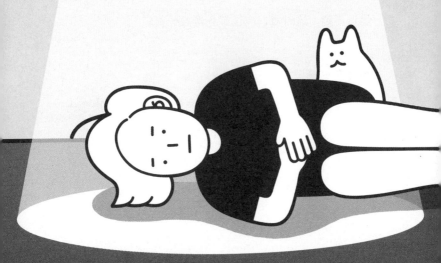

月经推迟

> "本来月经非常规律,这次却没有如期而来。虽然觉得奇怪,但也没有特别担心。
>
> "开始觉得晚一两天也没什么大不了的,结果不知不觉1个星期过去了,我该怎么办?"

这是一种非常常见的情况。原本很规律的月经突然迟迟不到,这时我们应该最先考虑什么呢?

❶ 是否怀孕

最先要考虑的是怀孕的可能性。即便只同房了一次,尽管你认为避孕工作做得很到位,也无法完全排除怀孕的可能性,最好还是确认一下是否怀孕了。因为没有任何一种避孕方式是绝对安全的。

❷ 身体状况

如果没有怀孕,那么就要检查一下身体状况了。当我们的身体正在承受巨大的精神压力,或者营养不良时,排卵有可能推迟。待身体状况恢复后,月经周期也会跟着恢复。

如果出现了以下情况

☐ 失眠。
☐ 精神压力过大。
☐ 突然开始运动。
☐ 过度减肥导致体重发生较大的变化。

如果排除了怀孕的可能性,如没有性生活或验孕结果显示阴性,那么还需要继续观察多长时间呢?如果月经推迟了两周还没有来,是不是就需要去医院接受检查了呢?

记得我在20多岁的时候,那时正在为就业发愁,一位与我同龄的朋友就因月经推迟而苦恼不已。直到后来找到了心仪的工作,结束了那段担心、焦虑到吃不下饭、睡不着觉的日子,她的月经才恢复正常。

我的大姐在疯狂减肥的那段时间内也出现了类似的情况。每天只吃爆米花(译者注:一种韩国传统食品,不是看电影时吃的爆米花)和洋白菜,身材果然发生了肉眼可见的变化,直到有一天她问我:"我的月经怎么还不来?"当时的我还只是一名住院医师,我告诉她有可能是过度减肥导致的,并建议她适当多吃一些。大姐担心身体会出现问题,所以重新开始正常吃饭,直到减下去的分量涨回来大概一半,月经周期才恢复正常。

这些都是我周围的朋友和亲人的月经推迟的经历。或许你身边也有,甚至你也可能亲身经历过。虽说精神压力是万病之源,营养不良会引起一系列的疾病,但是它们对每月1次的月经也会有这么大的影响吗?

当然。精神压力、

继发性月经推迟

原本月经规律的人连续3个月以上没有月经。

稀发月经

月经周期较长,1年中有9个月以上没有月经。

Tip, Tip, Tip

营养状态、睡眠、运动及体重等都是对月经影响很大的因素，所以月经推迟可能是多种原因导致的。

所以，虽然月经推迟几乎是所有女性都会经历的情况，但是如果3个月以上没有月经，或者月经周期延长到两个月1次甚至更久，而且这种情况持续的时间很长，那么最好到医院接受检查，寻找原因。原因有可能是卵巢功能异常，也有可能是甲状腺功能出现状况或者出现脑部肿瘤。另外，虽然不太常见，子宫内膜*的粘连也可能导致不来月经。

*
子宫内膜到了排卵期会逐渐变厚。在没有怀孕的情况下，子宫内膜的外层脱落形成经血排出。

月经的控制系统位于脑部深处（下丘脑），排卵的信号也是从那里发出的。人类作为高等动物，维持生命是最重要的。所以当精神压力过大、睡眠不足、营养失调等这些对健康产生威胁的情况出现时，相较于排卵和月经等生殖活动，人体会将所有的精力都集中到生存上，也就是维持生命上。所以当月经迟迟不来时，我们

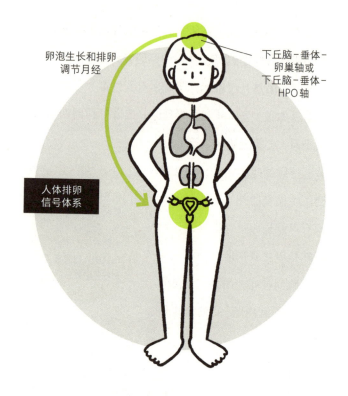

需要检查一下身体是否处于过度疲劳的状态,是否正在承受过大的精神压力,或者处于营养不良的状态。

当身体异常状况超过6个月没能恢复、月经推迟超过6个月时,请务必入院接受检查和治疗。不管原因是什么，长期没有月经可能会引起其他并发症，所以一定要即时就医。

另外，如果日常生活没有发生任何变化，却出现了月经推迟的情况，那么我们需要确认这种情况是偶然发生的，还是反复出现的。一般情况下，月经会在两个月左右恢复正常，如果3个月甚至3个月以上没有月经，最好及时入院治疗。原本每月1次的月经偶尔出现两个月1次的情况，在下个月又恢复正常，这种情况不需要特别担心。

每月1次的月经会给女性带来很多的不方便，但它确实是我们身体健康的信号，是一种不可缺失的人体活动。我们对月经的态度应"好一些"，在每次来月经的时候认真记录周期和月经血量，给它更多的关注。

需要立即就医的情况

❶ 月经周期超过45天，而且逐渐变长（稀发月经）。
❷ 超过3个月没有月经。
❸ 月经周期由原来的1个月1次拉长到两个月1次，之后月经周期拉长的现象反复出现。

Tip, Tip, Tip

不是经期却总是出血

- "月经都结束一个星期了,突然在内裤上发现了血迹。"
- "平时月经正常吗?"
- "正常。但是上个月月经结束几天之后发现有点儿出血,这个月又发生了这样的情况。血量比上个月还多。"
- "最后一次接受宫颈癌筛查是什么时候?"
- "去年。我记得一切正常。"
- "好的。因为出现了非常规出血*,我先帮你检查一下宫颈,然后再用盆腔B超检查一下子宫。"

不在经期,内裤上却发现了血迹,这种偶然出现的情况是不是可以不用在意?就像人在疲劳的时候偶尔会流鼻血一样,阴道

* 非月经周期内出血,而且出血量异于经期出血量的非常规出血症状。

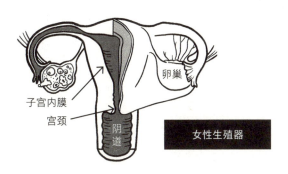

女性生殖器

出血是不是也没什么大不了呢?不是的。作为妇科医生,我认为在非经期出现的不正常的阴道出血是一种非常复杂的症状。

单纯的身体状态不佳也可能导致这种症状出现。但是如果是比较严重的阴道出血,就可能与子宫内膜癌等疾病相关。

原因是多种多样的。性行为引起细菌感染导致的宫颈糜烂、滴虫感染或生殖道沙眼衣原体感染也可能引发出血症状。此外,宫颈息肉*或者癌症也会导致阴

* 黏膜表面上突起的赘生物。

道出血。所以一旦出现了不正常的阴道出血，一定要先进行宫颈检查，然后再检查一下更深处的子宫是否也出现了出血症状。

如果不是宫颈，而是子宫内出血的话，很可能是由子宫内膜息肉或者子宫内膜增生等疾病导致的。虽然很少见，但是少数年轻女性也会患子宫内膜癌，从而出现非正常的阴道出血症状。

有人觉得阴道出血与疲劳时流鼻血的情况类似。然而，鼻血是从鼻腔里流出来的，而阴道出血并不是阴道本身出现了出血现象，而可能是与阴道相连的子宫出现了问题，所以要特别关注子宫的健康状况。

性生活后出血

记得那是刚刚过了30岁的时候,大学同学打来电话。

- "和最近才开始交往的男朋友发生性关系后内裤上总是有血迹,而且不止一次出现这种情况……为什么会这样?"
- "嗯……你接受宫颈癌筛查了吗?"
- "没有,没有做筛查。因为在他之前我只交过一个男朋友,你也知道,在他(第一个男友)之后我就没有再交过男朋友,所以我觉得也没有必要做筛查。怎么?很严重吗?难道不是因为太久没有性生活才会这样的吗?"
- "不管怎么说,最好尽快到妇科门诊来接受宫颈癌筛查。"

检查结果是严重的宫颈异形症*。虽然不是宫颈癌，但如果再拖延，就很快会发展成癌症。即使只和一个异性发生过性关系，也可能会出现宫颈细胞变形症状（增生）。

* 宫颈细胞形状生长异常的症状。

在患者因性行为后出现出血而入院检查时，医生都会先检查宫颈情况。在性行为的过程中，男性的阴茎与女性的宫颈表面发生接触，此时如果宫颈状态非常健康，是不会出现特别的症状的。但是如果宫颈由于有炎症出现糜烂的情况，或者有宫颈异形症之类的非正常细胞变形症状，即便是轻微的接触，也会导致出血。所以如果在性行为后阴道出现出血，一定要及时到妇科门诊接受宫颈检查。

此外，如果宫颈没有问题却出现了出血，有可能是由子宫收缩引起的。在发生性关系时，性高潮会引起子宫收缩，这时部分子宫内膜脱落，出现出血现象。在月经前或排卵前这样的子宫内膜增厚且不稳定的日子里发生子宫收缩时，都会引发不正常的阴道出血，这时要用盆腔B超检查子宫内膜、子宫及卵巢，如果当时没有什么特别的问题，那么需要观察一段时间后再进行复查。

性行为又不是一个人的事情，为什么这些情况只有女性才会遭遇呢？这实在让人觉得委屈。从生理结构的角度来说，组成男性生殖器的阴茎和阴囊属于外生殖器，而女性的生殖器官则属于内生殖器，阴道及子宫的"内置结构"决定了这种情况只发生在女性的身上。再加上被称作"子宫的盖子"或者"子宫的起点"的宫颈部位很容易感染炎症或发生癌变，所以在发生性行为后如果出现不正常的阴道出血，一定要第一时间到医院接受妇科检查。

体重突然增加，月经也不正常了

😊 "月经不太规律，这算是问题吗？"

👩 "从什么时候开始月经不规律的？"

😊 "高中的时候月经不太规律，后来过了20岁就好转了。然后从去年夏天开始，月经周期越来越长，最近已经3个月没有月经了。"

👩 "完全没有怀孕的可能性吗？"

😊 "是的，绝对不可能，还没有过性生活。"

👩 "有没有因为哪里不舒服服用过药物，或者吃过保健品呢？"

😊 "没有，没吃过什么药。"

👩 "有没有因为精神压力过大出现失眠等情况……或者最近有没有出现体重突然发生变化的情况？"

😊 "啊！有，最近1年我长了10公斤，真的很奇怪。我一直在减肥，但越减越胖。难道是因为发胖所以不来月经？"

体重突然增加会给月经带来负面的影响*。因为在身体突然发胖时，受脂肪细胞的影响胰岛素无法发挥其原来的作用。胰岛素是一种起到控制血液中葡萄糖含量作用的激素，肌肉和肝脏中的脂肪堆积会影响胰岛素接收信号。而胰岛素的作用不仅仅是控糖，也会对排卵有一定的影响。

在每个月的排卵过程中，胰岛素都会起到一定的促进作用。如果胰岛素不能正常发挥作用，那么每个月培育的卵泡就不能顺利成熟，卵巢中就会同时出现几个发育不良的卵泡。大脑持续发送信号，但卵巢中没有一个发育成熟的卵子可以排出。

问题不仅止于此。胰岛素不能充分发挥作用会导致身体进一步发胖，这就变成了是鸡生蛋还是蛋生鸡的问题，无法正常排卵和体重突然增加互为因果，成为一个恶性循环。这就是"发胖后月经就没有了，努力减肥却越减

*
体重增加是多囊卵巢综合征最常见的诱因。虽然不能说多囊卵巢综合征的原因100%是体重增加，但肥胖的人更容易患多囊卵巢综合征。

越肥"的原因。人体不能正常进行代谢活动，所以导致这种现象出现，需要引起重视并积极应对。

盲目节食是不可能获得良好的减肥效果的，这会让我们的身体更积极地储存脂肪。我们应该采用运动结合

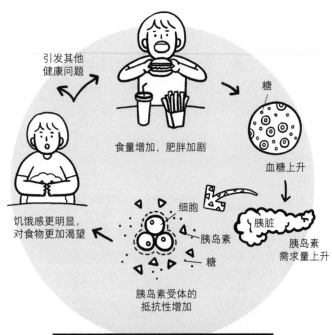

体重增加与胰岛素抵抗的恶性循环

科学饮食的方法,增加肌肉含量,实现全身减脂。

努力减肥却越减越肥,或者月经周期持续不规律,一定要及时就医。可以通过服药的方式调节胰岛素的抵抗性和排卵障碍。

体重突然下降，月经也不正常了

"已经一年没有来月经了。"

一位30岁的女性患者接受了盆腔B超检查。子宫大小低于平均值，子宫内膜也很薄，两侧的卵巢没有什么问题。

"我什么时候才能有月经？"

"很难说，通过盆腔B超检查完全没有发现月经的征兆，需要再找一下原因。"

正说着话，我无意间看到了这位女性患者的胳膊。穿着短袖T恤的她，胳膊细得出奇。

"你可真瘦啊。体重大概是多少？"

"身高165厘米，体重43公斤。"

"太瘦了！你需要增重。"

"不，我大腿上有很多肉。我一直在减肥，之前体重一直在48～50公斤，直到两年前才减到现在这个程度。"

"减肥？你运动还是节食？"

"我吃得挺少的。别人一顿饭的饭量，我会匀成一日三餐来吃。不这样根本减不下去。"

激素检查结果表明，与月经相关的激素整体都处在偏低的状态。原因就在这里——体重偏低。体重和月经又有什么关系呢？

在前文中我提到过，在营养不良的情况下，人体将所有的能量都用于维持生命，月经自然就没有了。

"尝试一下增重怎么样？只有这样才能让月经恢复正常。"

"我这么辛苦才减成现在这样，你让我增重？不行啊……能不能两三年之后再增重？我，我真的想拥有模特般的身材，拼了命才减肥成功的。"

她犹豫了一会儿，又问了一句。

"目前没有月经，所以也没有痛经的烦恼，也没有哪里不舒服，能不能先不增肥？"

每月1次的月经并不单纯是出血，它还有更重要的意义。如果与月经相关的激素不能正常分泌，不仅生育活动会受到影响,骨骼、皮肤、血管等都会受到损伤。过度减肥导致迟迟没有月经,这是身体健康正在受损的信号。

但是我没有对这位女性患者说"这样减肥对身体健康的危害太大,你需要马上增重",因为我知道,对苗条身材的渴望是不可能突然消失的。这种情况往往需要借助心理辅导,让患者首先能够接受正常的体重。通常妇科医生在处理这种整体激素不足的情况时,会建议患者服用激素和预防骨质疏松的钙及维生素D,但这并不是能够从根本上解决问题的方法。即便服用药物和营养剂,患者对消瘦身材的渴望还是无法改变,还是会出现过度减肥的情况,结果还是一样。

曾几何时,我也追求过这种消瘦的身材,尽管妈妈一直跟我说,健康的身材才是漂亮的身材。那时的我已经很苗条了,但还是希望能再瘦一点儿,总觉得只要比现在哪怕再瘦一点点,也会变得更好。直到现在我才明白,其实真正的魅力并不来源于消瘦的身材,而在于健康的内心。

那里特别痒

这是我听到的最多的问题之一,也是最难回答的问题,因为原因实在太多了。要想弄清楚瘙痒的原因,需要先弄清楚让人瘙痒难耐的究竟是哪个部位。

❶ 月经后整个外阴瘙痒

😀 "好像是从3个月之前开始的,月经过后特别痒。"

👩 "整个外阴都感觉痒吗?还是只有某一个特定的位置痒?"

😀 "好像整体都痒痒的,开始只是痒,从昨天开始还有些刺痛感。"

👩 "上个月呢?"

😀 "上个月也是又痒又疼,过了一个星期就好了。"

👩 "最近有没有换卫生巾(品牌),或者穿紧身的裤子?"

月经结束后整个外阴出现瘙痒或者红肿的情况。一般5天之后这种症状就会自然消失,但是下一次月经后还是会出现相同的情况。

这很有可能是由卫生巾导致的接触性皮炎,顾名思义,就是卫生巾表面刺激皮肤导致的过敏症状,一般通过涂抹湿疹软膏就可以缓解症状。最好换一个品牌的卫生巾,或者改用月经杯、卫生棉条等对皮肤刺激较小的产品。

❷ 尿道口或耻骨周围瘙痒

"耻骨周围特别痒,阴道分泌物没有增多,也没有异味。"

尿道口、耻骨周围出现瘙痒症状,持续几天后会自然消失,但容易反复,大概率是由皮肤受到刺激引起的。该部位的皮肤褶皱较多,属于环境比较潮湿的部位,稍微干燥点就会引起瘙痒症状出现。

建议不要穿着过于包身的内裤，应该选择透气、宽松的纯棉内裤。紧身的牛仔裤也尽量不要穿。如果瘙痒症状依旧得不到缓解，或者瘙痒部位的面积逐渐扩大，请尽快就医。

❸ 外阴出现硬硬的突起，而且有瘙痒症状

"外阴很痒，而且能摸到硬硬的东西。"

"从什么时候开始的？"

"有一个星期了……好像还长出了很多像粉刺一样的东西。"

外阴出现瘙痒症状，而且能摸到硬硬的突起，这种情况有可能是尖锐湿疣。起初是很小的突起，随后面积逐渐变大，变得更痒，通过组织检查可以确认是不是尖锐湿疣。

这种情况下需要采取的措施只有一个，尽快去妇科门诊就医。如果放任不管，只会让患处面积变得更大。

❹ 白带异常且伴随瘙痒

😣 "1个星期之前开始出现瘙痒症状,分泌物也很多。"

👨‍⚕️ "有异味吗?"

😣 "异味倒没发觉,就是有像豆腐渣一样的分泌物。"

外阴出现瘙痒症状,而且出现白带异常,这种情况需要及时就医。有像豆腐渣一样的白带可能是念珠菌阴道炎(candidal vaginitis),有腐臭的鱼腥味可能是滴虫性阴道炎(trichomonas vaginitis)或者细菌性阴道炎(bacterial vaginosis)。

❺ 整个阴部的瘙痒症状持续6个月以上

😣 "外阴很痒。"

👨‍⚕️ "整个外阴都痒吗?从什么时候开始的?"

😣 "是的,整个都痒……已经很长时间了。大概从1年前开始的,一直想来医院看看,一直没时间,结果拖到现在才来。"

外阴瘙痒的症状持续6个月以上也是常见的一种情况，甚至有的患者在症状持续1年或者两年后才到妇科医院就诊。可能是因为对这种瘙痒症状不以为然，也可能是因为觉得难为情，经常有患者直到病情非常严重了才来就诊。其实一旦瘙痒症状持续出现，就应该入院寻求医生的帮助。长时间的瘙痒会导致皮肤颜色发白，甚至引发其他疾病。这种情况应该到妇科接受组织检查，可能是硬化性苔藓（lichen sclerosus）*或鳞状上皮细胞增生（squamous cell hyperplasia）**，虽然很少见，但也有可能是外阴癌（vulvar cancer）***。

*
外阴皮肤褪色呈白色，皮肤变薄且发亮，伴随着持续的瘙痒症状。

**
角质层变厚，出现白斑，伴随着持续的瘙痒症状。

***
外阴发生癌变，伴随着持续的瘙痒症状，皮肤形态也会发生变化。

那里刺痛难忍

❶ 27岁女性病例

"那里瘙痒刺痛。"这位患者没有发生过性生活,小阴唇和大阴唇都有红肿症状,不是阴道炎,而是外阴湿疹。

❷ 35岁女性病例

这位患者因为月经结束之后外阴瘙痒不适来院就诊,有正常的性生活,分泌物增多,担心患上了阴道炎。这位患者得的也不是阴道炎,而是外阴湿疹。

因为外阴瘙痒刺痛来院就诊的患者非常多。虽然有相当一部分患者因为患念珠菌阴道炎等出现了分泌物增多的症状,从而导致出现外阴湿疹,但没有患阴道炎、只是得了外阴湿疹的情况也很多。月经结束后、剧烈运动后,以及天气炎热的夏天都是外阴湿疹多发期。这种湿疹并非由外部侵入的细菌引起的,而是皮肤自身出现的湿疹反应。

那么,为什么偏偏外阴容易出现湿疹呢?除了手部(如我们比较熟悉的主妇湿疹),人体的很多部位都很容易出现湿疹。而外阴长时间被内裤包裹,并且会分泌汗液和其他分泌物,所以更容易出现湿疹。

得过湿疹的人一定非常清楚湿疹很容易反复,难以根治。所以治疗一般比较倾向于缓解症状,而不是根治。外阴频繁出现肿胀、瘙痒、刺痛等症状,可能是由外阴皮肤受到某种刺激,导致皮肤无法正常呼吸所造成的。想要缓解症状,需要涂抹能够帮助镇定皮肤的软膏,并排除刺激皮肤的因素。如果平时喜欢穿紧身的衣服,那么还需要调整穿衣习惯,尽量选择舒适、透气的着装。如果在经期时常受到外阴湿疹的困扰,那么可以尝试换一种卫生巾,如果效果不理想,就可以尝试使用对皮肤刺激更小的月经杯或者卫生棉条。身材肥胖的女性皮肤褶皱较多,褶皱处的皮肤由于通风条件较差,也容易出现湿疹,所以控制体重也非常重要。

潮湿的环境容易引发湿疹,而环境过于干燥也会对皮肤产生刺激,导致皮肤出现一系列症状。为了保护皮肤,尽量避免使用吹风机吹干皮肤,自然风干就好。

那里抽痛肿胀

"从昨天晚上开始,下面有一种胀胀的感觉。想着应该没什么大事儿,结果第二天早上醒来以后,感觉比前一天更疼了。心里觉得奇怪,就检查了一下疼痛的部位,发现有很明显的红肿症状。因为上午太忙,打算下午再去医院做检查,没想到肿胀更加严重了,坐都坐不下。到医院做了检查,被诊断为巴氏腺囊肿。"

巴氏腺囊肿(bartholin cyst)又称前庭大腺囊肿。曾患此病的人应该有过这样的体会:会阴部位突然胀痛难忍,让人手足无措。

巴氏腺(bartholin's gland)又称前庭大腺,位于阴道两侧,正常情况下会分泌防止细菌侵入阴道的黏液。这种黏液在发生性行为时还能起到一定的润滑作用。但阴道、肛门等部位周边的细菌一旦侵入腺体内部,引发炎症，腺体就会产生脓液，出现肿胀，并伴有痛感。脓液越多，肿胀感就越明显，这就是巴氏腺囊肿的症状。

如果只有肿胀感，没有痛感，可以不用接受治疗。但如果肿胀感明显，由脓液堆积引发的压迫感严重，则要将该部位切开，把脓液清除，然后配合消炎药物进行治疗。

这里需要注意的是，巴氏腺囊肿是无法通过服药在短时间之内治愈的。即便服用药物，也会在一段时间之内出现发炎反应，产生脓液。这种情况下需要将巴氏腺化脓的部位切开，去除脓液，并（在一定

> **外阴疼痛（vulvodynia）**
>
> 没有特别的病因，外阴持续出现痛感3个月以上。这种疾病被正式命名的时间并不长。1980年有了最早的对外阴剧烈疼痛的症状的记载，当时将这种症状称作烧灼综合征（burning syndrome），现名为外阴疼痛。
>
> 外阴疼痛患者的外阴部位一般会出现灼烧感或者类似刀割的痛感，以及瘙痒等症状。性行为可能会导致症状加剧。外阴疼痛以比较年轻的患者居多，35岁之后会有明显好转，发病率大概是8%~15%，但实际上大部分人在出现症状之后都不会选择直接就医。
>
> *Tip, Tip, Tip*

时间内）保持创面开放的状态，目的是及时将脓液去除，然后服药5～7天即可痊愈。

另外，发炎后会留下疤痕，所以治疗后会有轻微的肿胀，但数月后会自然消失。

那里散发出难闻的味道

"那里总有一股难闻的味道。"

"有一股酸酸的味道,怎么会这样?"

很多人都会因为私处有异味来妇科就诊。有异味是疾病吗?头发、头顶、腋窝,甚至人中都会有各自独特的气味,我们对外阴是不是太苛刻了?

外阴的环境潮湿,而且有分泌物,会散发出味道是在所难免的。有味道不等同于有问题,适度的酸味是非常正常的体味。

那么,什么样的味道是不正常的呢?什么情况下需要去医院就诊呢?如果得了阴道炎,外阴会散发出什么样的味道呢?

外阴周边的乳酸菌有防止细菌侵入、帮助维持酸性环境的作用,一旦乳酸菌的活性降低,皮肤周边的杂菌就变得活跃起来。外阴周围的细菌多为厌氧菌(anaerobic bacteria)*,所以

* 在无氧环境中生存的细菌,与有氧菌不同,其在无氧环境下分解有机物。

在代谢的过程中会散发出一种特有的酸味。蛋白质在分解时发出的味道也被称作"鱼腐烂的味道",所以比平时的体味更难闻一些。患阴道炎时即便不仔细闻,在换内裤的时候或者发生性行为时也能闻到明显的异味。这种情况下最好到妇科门诊就医,如果需要的话可以通过药物进行治疗。

相信每个人都希望自己身上散发出像花香一样的清新味道,难闻的体味确实会让人手足无措。然而产生这种味道的原因并不是不良的卫生习惯,而是疾病。这时候我们应该意识到是"阴道免疫系统出现了问题",而不是"应该洗得更干净些"。

很多女性对身体自然散发出的味道也不能接受,虽然被告知"这是身体本该有的味道",但她们还是希望不要有任何气味,这样的味道让她们很不自在。但只要活着,身体就会发出各种各样的味道。

白带增多

- "白带特别多,会不会出了什么问题?"
- "有没有异味,或者瘙痒症状呢?"
- "不痒。味道我没有仔细闻,不太清楚……啊,好像有一点酸酸的味道,但是不明显。"
- "我帮你检查一下。"

检查后

- "白带没有异常。"
- "那么白带为什么突然增多了呢?外阴总是湿湿的,很不舒服。有没有药可以根除白带?"

很多人都很好奇为什么女性身体会产生白带。就像感冒了会流鼻涕一样,有白带是不是也代表身体出现了问题呢?

被称作"白带"的这种分泌物,不只阴道能分泌,

排卵日	排卵日后2～3天	月经后
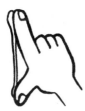	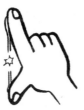	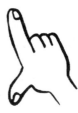
像蛋清一样黏稠	呈水一样的透明状，黏稠度较低	牛奶色，不黏稠

排卵期和经期的白带形态

子宫、宫颈和子宫内膜也会分泌。尤其是阴道，阴道是连接身体内部的通道，为了防止有害菌侵入人体，阴道周围有很多像乳酸菌一样的微生物。这些微生物合成在一起，便成了白带。

雌激素指数升高会导致白带增多，所以排卵期或者月经之前都会出现白带增多的现象。当女性精神压力过大或者免疫力降低时，厌氧菌会加速繁殖，这时候阴道壁会分泌黏液来阻断细菌侵入。这是阴道的一种自我净化功能，在有害菌大量繁殖的时候，白带量也会随之增多。也就是说，激素、精神压力和细菌感染都会成为影响白带气味、分泌量及黏稠度的因素,所以这些变化其实是体内生态系统活跃的表现,不需要过度担心。白带量会自然恢复正常,不需要就医。

但是如果白带有类似鱿鱼腐烂的味道,并且味道十分明显,就要引起注意了,很有可能是由阴道炎引起的。如果白带呈豆腐渣状,并伴有瘙痒症状,就有可能患了念珠菌阴道炎。如果白带呈深黄色,并且气味难闻,则可能患了细菌性阴道炎,需要及时就医。

正常的白带性状

❶ 在排卵期之前,量增多、像鼻涕一样的白带。
❷ 在月经结束之后,量增多、呈乳白色的白带。
❸ 粘在内裤上的、发出轻微酸味的白带。

需要就医的白带性状

❶ 散发出非常难闻的味道的白带。
❷ 伴有瘙痒症状的白带。
❸ 像豆腐渣一样的白带。
❹ 量多到可以大面积浸湿内裤的白带。

Tip, Tip, Tip

总是想上厕所

😟 "总是感觉想要小便,刚去过厕所没多久就又想去。"

👩 "从什么时候开始的?"

😟 "好像是从两年前开始的。"

👩 "还有没有其他的症状?比如,小便的时候小腹痛,或者下面有酸麻的感觉。"

😟 "好像没有。"

👩 "有没有想要小便,去厕所的途中出现漏尿的情况呢?"

😟 "没有,但是每隔1小时都要去1次厕所才能安心。所以根本没有办法坐公交车去稍远一点儿的地方,总担心途中想上厕所。起夜也很频繁……太痛苦了。"

👩 "是第一次来医院就诊吗?"

😟 "不是。两年前因为膀胱炎偶尔会吃药,也就当时有些效果,尿痛的症状缓解一些,但尿频还是老样子。"

膀胱炎（cystitis）是由小便或尿道口的细菌引起的炎症。膀胱的容积大概是500毫升，尿量达到200毫升以上就会感觉到尿意，一般情况下尿量达到300～400毫升即可排尿。在小便量达到一定数值后，膀胱膜神经就会刺激膀胱肌肉，形成排尿过程。

如果膀胱膜出现炎症，就会频繁想要小便，并伴有尿痛症状。严重时小便会带血。

因为是膀胱里面出现的炎症，所以不太容易造成全身发热，也不会轻易扩散。女性的尿道比男性要短一些，所以小便或者粪便中的细菌会更容易侵入膀胱造成感染，患膀胱炎的可能性也就更高，但通过服用抗生素即可好转。

那么前面病例中的患者为什么患膀胱炎长达两年？如果在膀胱炎完全治愈后仍有尿频*症状，但没有尿痛**症状，则可能是过敏性膀胱综合征（allergic bladder syndrome）。

过敏性膀胱综合征，顾名

*
频繁出现想排尿的感觉。
**
酸痛的感觉。

思义，就是膀胱过于敏感的症状。膀胱膜变得非常敏感，很少的尿量都会造成很强烈的、难以忍受的感觉。至于为什么会出现这样的情况，我们很难给出准确的答案。膀胱炎、阴道炎、精神压力、用药都可能成为诱因。所以过敏性膀胱综合征没有效果显著的治疗方法，只能通过不断地改善生活习惯，再加上服药进行治疗。

在这种情况下，去厕所的次数并不会随着饮水量的减少而减少。每天喝足8杯水反而有助于缓解膀胱紧张和炎症。当然，减少精神压力、让身体放松也是非常必要的。

写排尿日记也是一个非常不错的办法。多喝水，在最大限度地减少精神压力的状态下，尽量拉长如厕间隔。如果原本是1小时去1次厕所，那么尝试把间隔时间适当拉长一些。如果已经适应了2小时去1次厕所，那么就努力尝试将2小时延长至3小时。

调整喝咖啡的习惯，适当减少咖啡摄入量。咖啡本身就有利尿的作用，所以如果原本就患有膀胱炎，再喝咖啡就好比火上浇油。

另外，结实的膀胱肌肉才能更好地控制小便。提肛运动和收紧会阴对治疗膀胱炎有一定的帮助作用。在运动时，长时间地保持收紧状态比反复收紧、放松的效果更好。强化膀胱和尿道周边盆腔内的肌肉，可以有效改善过敏性膀胱综合征。如果无法自主进行提肛训练，可以到医院接受生物反馈治疗。生物反馈治疗不仅可以记录会阴部位的肌肉收缩的强度，还可以帮助运动。

"为什么偏偏我会尿频？"

"为什么我会有这些症状？"

很多人都会有这样的疑问，过敏性膀胱综合征是不分年龄的，而且年轻女性的发病率很高。过敏性膀胱综合征不但会给我们的日常生活带来很多不便，也会引起一些心理上的问题。过敏性膀胱综合征通过自我调节很容易治愈，虽然病情可能会出现反复，但逐渐改善生活习惯一定能收到明显的治疗效果。

如果想了解得更详细

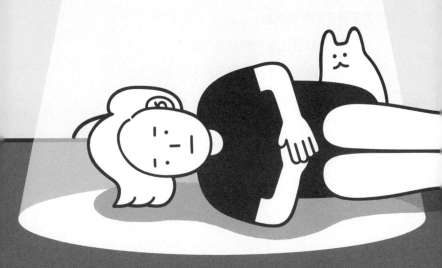

关于避孕

避孕方法的原理

❶ 阻止精子进入子宫的避孕方法:避孕套、避孕环(子宫内避孕装置)等。

❷ 阻止排卵的避孕方法:避孕药、避孕针、依伴侬等。

关于避孕的常见误解

"体外射精也是一种避孕方法。"

"避开排卵日进行性行为就不会怀孕。"

"在性行为后使用杀精剂就不会怀孕。"

这些都是误解。

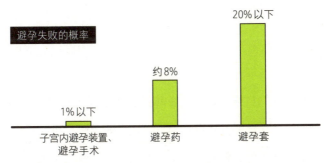

※ 当正确服用避孕药时,避孕失败的概率是2%,图中表示的是错误服药时的数据。
※ 当正确使用避孕套时,避孕失败的概率大概是10%,图中表示的是错误使用避孕套时的数据。

这些错误是可以避免的,让我们一起来仔细了解一下。

避孕套

作为妇科医生,我也经常会做一些关于性生活的咨询。一位男性朋友曾向我倾诉过这样的苦恼:与女朋友发生了性关系,偏偏正巧赶上女朋友的排卵期,虽然使用了避孕套,但女朋友还是很担心。所以他想知道避孕套的避孕成功率到底有多高,另外,怎样才能让女朋友安心。

"避孕套没有破损或者渗漏吧?"

"没有,我检查过了。避孕套难道不能够100%避孕吗?"

"并不是100%……"

几年前,医院来了一对不会用避孕套的情侣。从3个月前开始,他们在发生性行为的时候都会使用避孕套,女方表示私处有异味,而且有些不舒服。为了确认她是否患有阴道炎,我给她做了阴道B超*检查,

*用于检查阴道内部和宫颈的工具。

却发现她的阴道里居然有6个避孕套。当我询问这究竟是怎么回事时,他们告诉我,因为不知道避孕套的用法,所以在每次发生性关系前,都会放一个避孕套在女方的阴道里。

说到避孕,我们最先想到的应该就是使用避孕套了。因为使用避孕套是最简单方便、又不会对男女双方的身体造成伤害的避孕方法。但实际上不使用避孕套的人也有很多,因为使用避孕套会破坏气氛,也会在一定程度上降低兴奋感。

使用避孕套避孕失败的概率是2% ~ 15%,发生性关系时避孕套破损,或者避孕套存在质量问题都会导致避孕失败。不正确地使用避孕套同样不能安全避孕。虽然也有很多正确使用了避孕套也没能成功避孕的案例,但准确掌握避孕套的使用方法还是非常有必要的。令人遗憾的是,有调查结果显示,无论男女,不熟悉避孕套使用方法的人其实非常多。

要根据阴茎的大小选择避孕套,使用时尽量让避孕套套住整个阴茎。避孕套的作用不仅仅是阻止精子移

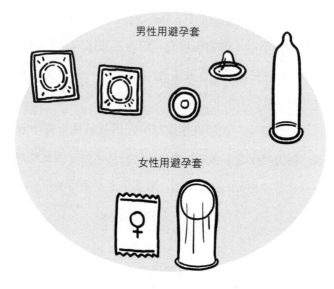

动,还要防止皮肤和体液的直接接触,所以只套住龟头是没有意义的。在发生性行为的过程当中确认避孕套是否破损也十分重要。正确使用避孕套不但能够在很大程度上提高避孕成功率,而且能够预防盆腔炎和性病。

20年前,人们在乘坐汽车或者长途大巴时常会因为不太舒服而拒绝系安全带。而现在,即便是后排乘客也应当系好安全带已经成为人们的共识,回头看不系安全带的20年前，才意识到那种行为的危险性。避孕套也是一样的道理，它无疑是一种可以让人们在安全的前提下尽情享受"性"福生活的避孕工具。

还有一点请不要忘记，使用避孕套对双方都有益，是对彼此关怀的一种体现。而这种关怀也代表着对对方的信任，能够进一步增进亲密感，从而带来更好的性体验。

女性用避孕套

Femidom是一种女性用避孕套，通过阴道置入的方式阻止精子进入子宫。它在被置入阴道时需要打开阴道口，所以会造成一定程度的痛感，另外需要保留一部分在体外，所以很多人无法接受这种异物感。价格也是男性用避孕套的10倍。但是使用女性用避孕套避孕失败的概率仅为0.2%，舒适度也更高。

Tip, Tip, Tip

避孕药

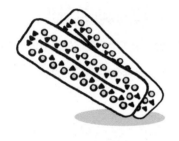

性行为可能会导致怀孕，所以大部分人都认为服用避孕药的人就一定会有性行为。但实际上避孕药的作用不只是避孕。完全没有过性行为，并且短期之内都不会有性行为的人也可能会服用避孕药。

避孕药可以通过调节与月经相关的激素分泌治疗青春痘、经前综合征、月经不调、多囊性卵巢综合征、痛经、月经过多等疾病。入院治疗的患者收到避孕药的处方都是因为这些疾病。

避孕药的种类有很多，我们需要根据治疗目的有选择性地用药。因此，根据具体需求正确用药十分关键。如果只是以避孕为目的，可以直接在药店购买避孕药，但如果是为了治疗前面提到的疾病，那么就需要到医院在医生的指导下选择药物。

避孕药由排卵前分泌的雌激素（estrogen）和排卵后分泌的黄体酮（progesterone）制作而成。根据黄体酮成分的不同种类，避孕药大概分为四种，每一种的优势和副作用也有所不同。

❶ 1代避孕药

黄体酮成分效能较低的避孕药。黄体酮可能引发的副作用较小，但引发出血症状的可能性较高，目前已经被禁用。

❷ 2代避孕药

为了解决1代避孕药副作用明显的问题，2代避孕药提

> **避孕药的原理**
>
> 每天在相同时间点服药，会让与排卵相关的激素不断进入我们的身体当中，达到激素平衡。这时大脑会认为卵巢一直在准备排卵，无须发出排卵信号。大脑没有发出排卵信号，卵巢自然就停止了排卵。在没有排卵活动的同时，身体能够得到足够的激素供给，所以我们的身体完全不会感到不适，只是停止了排卵活动而已。
>
> Tip, Tip, Tip

升了黄体酮成分的效能。但是黄体酮的结构与雄激素（androgen）*极为相似，提高其成分效能又会让服用者出现多毛、长青春痘等与雄激素相关的症状。买2代避孕药不需要处方，可以直接在药店购买。

❸ **3代避孕药**

3代避孕药用新的黄体酮成分制作而成。在具备与2代避孕药相同的黄体酮成分效能的同时，3代避孕药让服用者减少了多毛、长青春痘等与雄激素相关的症状。但随着黄体酮药效的增加，服用者可能会得静脉血栓栓塞症**。与2代避孕药相同，买3代避孕药也不需要处方，可以直接在药店购买。

❹ **4代避孕药**

4代避孕药是可以调节激素分泌的避孕药，但起的作用并不仅仅是避孕。药物中含有的抗激素作用成分，可以用于治

*
会导致长青春痘、多毛等症状的男性激素。

**
血栓在移动过程中导致的血管堵塞症状。

疗长青春痘、经前综合征等疾病。4代避孕药因为降低了雄激素的效果，雌激素的效果随之增加，服用者得静脉血栓栓塞症的危险也会增加。与2代避孕药和3代避孕药不同，4代避孕药属于专业药品，需要医生的处方才能购买。

避孕药的作用

调节月经血量，缓解痛经症状，改善经前综合征，改善青春痘，降低卵巢癌和子宫内膜癌的发病概率，降低宫外孕的概率。

避孕药的副作用

可能导致静脉血栓栓塞症、乳房痛、恶心等症状，还可能导致头痛、性欲降低、情绪变化、体重变化、出血等。

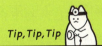

Tip, Tip, Tip

紧急避孕药

😟 "我想开紧急避孕药。"

👩 "什么时候发生的性行为？"

😟 "3天前。"

👩 "从概率上来说，避孕效果可能会差一些，但用药会更安全些。"

😟 "虽然是体外射精，但还是很担心。可是我……吃这个药不会有什么问题吧？"

👩 "你担心的具体是哪一点呢？"

😟 "不会影响以后要孩子吧？'紧急避孕药'听起来就觉得有些可怕……有人说吃这个药其实就是做人工流产，所以我有些担心。"

....

紧急避孕药在被大众熟知之前最开始出现的时候叫作"事后避孕药"。顾名思义，就是性行为后能够降低怀孕可能性的避孕药。我们虽然并不能确定已经完成受精过程，但服用紧急避孕药实际上是对生命诞生的一种阻碍行为，所以紧急避孕药在当时引发了很大争议。

紧急避孕药是由高浓度的黄体酮成分制作而成的，所以服药会使排卵延迟或导致不排卵，同时也有防止受精卵着床的作用。紧急避孕药需要在性行为后72小时内服用，在性行为后24小时内服用效果最好。但即使在24小时内用药，避孕概率也只有90%～95%，所以如果月经推迟两周以上，还是需要即时确认是否怀孕。服药后可能出现头晕、疲劳、恶心、头痛等症状。如果服药后2小时内有呕吐症状，需要重新服药。

很多长期服用紧急避孕药的人都会担心该药会有副作用：服药3年或者5年后身体健康会不会受到负面影响、会不会影响今后要宝宝等。可以确定的是，紧急避孕药从服药后到下个月来月经之前确实会产生很多影响。由于服用紧急避孕药会让高浓度的黄体酮进入体内，所以可能月经会推迟，偶尔还会出现出血的症状。在月经开始后身体的激素水平发生变化，之前服用的紧急避孕药带来的影响便就此终止了，月经也会逐渐恢复正常。

4天前服用了紧急避孕药，昨天又发生了无保护措施的性行为，这种情况应该怎么办呢？

😟 "我想开紧急避孕药。"

👩 "最近什么时候发生的性行为？"

😟 "其实我上周已经服用过一次紧急避孕药了。可昨天发生性行为的时候没有采取任何保护措施，没有做任何避孕工作。"

👩 "在服用紧急避孕药之后，最好观察一下下个月的月经是否正常。如果再服药，会对身体造成很大的伤害。"

😟 "那怎么办？"

紧急避孕药是不可以随意服用的，在不得已的情况下才能服用。切忌短时间内频繁用药，建议采取其他避孕措施。有的人认为，如果只是偶尔才会有性行为，每

当需要的时候服用紧急避孕药就可以。但实际上在每个月经周期内服用一次以上紧急避孕药，会让本身就已经打破平衡的激素水平遭到进一步破坏，很可能会导致出血症状或月经不调，所以在服用紧急避孕药时要特别注意。

避孕针

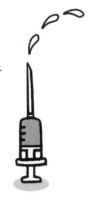

如果你既不想每天吃药,又不愿意在子宫内置入避孕装置,可以尝试避孕针这种避孕方法。只需注射一次就可以获得较长时间的避孕效果,而当你改变主意的时候又可以相对快速地怀孕。

避孕针的原理是在月经开始后5天之内进行肌肉注射或皮下注射,达到抑制排卵的效果。避孕效果可以持续3个月。

虽然这种避孕方法非常简便,甚至被称作"划时代的避孕方法",但也存在一定的副作用。在月经周期恢复正常之前,我们是无法确定月经时间的。理论上3个月之后会恢复排卵,月经也应该恢复正常,但个体存在较大差异。所以在月经周期完全恢复正常之前,这种避孕方法多少会带来一些精神上的紧张和不安。

避孕针的目的只是避孕。每3个月进行一次注射,长期下去采用此方法的人会因为激素水平偏低，身体出现异常症状。雌激素偏低会导致不规律的阴道出血、头痛、乳房胀痛、情绪低落等。注射时间达到2年以上可能会引发骨骼问题。与排卵活动相关的雌激素对骨骼健康也会有一定的影响。反复接受注射，雌激素水平持续处于偏低的状态，会使骨密度急剧降低。

2年以上持续接受注射会让骨骼健康亮起红灯，所以注射避孕针的时间不宜超过2年。如果需要长期避孕，建议选择其他避孕方法。

避孕贴

每周将避孕贴粘贴在腹部、上臂、臀部等位置的皮肤上1次，避孕贴通过皮肤向血液中释放雌激素和孕激素，起到避孕的作用。这种避孕方法并没有得到普及。避孕贴在洗澡或游泳时都不会影响使用，非常方便，但存在2%~5%脱落的可能性，以及会导致痛经等。

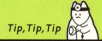

Tip, Tip, Tip

避孕环

你是否也有这样的想法?

□ 每天吃避孕药太麻烦了。
□ 担心避孕药有副作用。
□ 如果在毫无准备的情况下发生性行为也能避孕就好了。
□ 能够在想要宝宝的时候怀孕。

针对这样的想法,最合适的避孕方法就是在子宫内置入避孕环。

避孕环是指通过引起子宫内膜的轻微炎症反应阻止受精卵着床,从而达到避孕目的的装置。最早置入子宫内膜处的避孕环是圆形的,目前比较常用的是T字形的避孕环。

最常见也最普遍的是铜环,置入后会引起子宫内膜的轻微炎症,这样即便精子进入也无法到达输卵管,从而达到避孕的目的。虽然避孕环的避孕成功概率可达99%,但置入后可能会导致月经血量增多和痛经,这是

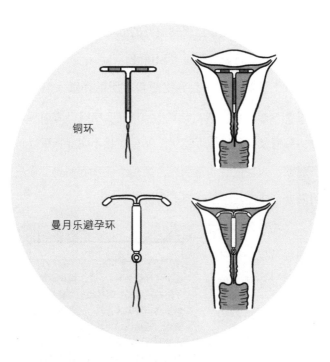

铜环

曼月乐避孕环

这种避孕方法最大的缺点。

　　曼月乐避孕环就可以弥补这样的缺点，现今使用也更为普遍。曼月乐避孕环是一种装有黄体酮的装置，黄体酮这种激素使宫颈处的黏液更加黏稠，以达到阻止精子进入输卵管的目的。黄体酮还可以抑制子宫内膜膨胀，有减少月经血量、缓解痛经的效果，所以现在也被广泛用于治疗月经血量过多和痛经。

由于该装置本身会分泌激素，所以在置入时人体会出现一些不适症状，在置入后的6个月内可能出现出血、头痛及长青春痘等症状。如果症状不明显，可以适当观察；如果症状非常明显，则需要注入起到调节作用的激素，让激素水平达到平衡。

女性在摘除避孕环后可以正常怀孕，所以如果不能持续服用激素类药物，又觉得使用避孕套过于烦琐，可以选择这种避孕方法。

应急铜环

在发生性行为后7天之内将铜环置入子宫内，通过引起轻微的炎症达到阻碍受精卵着床的目的。应急铜环一次置入，避孕效果可达5年左右，属于比较经济的避孕手段。

但人体在通过引起轻微炎症达到避孕目的的过程当中会出现一些特定症状，比较典型的有月经血量增多和痛经。因此中途取出避孕环的情况时有发生。副作用引发的症状和程度存在个体差异，无法准确预判。所以我们需要根据个人情况，在充分了解了其副作用之后再进行选择。

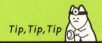

Tip, Tip, Tip

关于避孕环的传闻和真相

很多人都没有听说过避孕环,对这种避孕方法完全不了解。所以关于这种避孕方法有很多传闻,我们一起来了解一下。

Check1 避孕环只适用于已经生育过的人

避孕环要经过宫颈置入宫腔内部。没有生育经历的女性的宫颈入口处较窄,置入时难度相对较大。但宫颈组织是非常柔软、富有弹性的,所以可以短暂地扩张。因此相较于没有生育经历的女性,有生育经历的女性只是置入过程相对容易,并不是说避孕环只适用于已生育女性。

最近,更适合没有生育经历的女性的更小、更薄的避孕环已经出现,置入过程中的痛感较轻。

Check2 避孕环会影响怀孕

虽然个体会存在差异,但怀孕能力是可以恢复的。

大部分年轻女性都会对子宫内置入避孕环有抵触感,之所以有这样的感觉是因为置入避孕环本身就很可怕了,再加上传言它可能会影响今后怀孕。但事实上,当事者在取出避孕环后几个月就能恢复怀孕能力。

Check3　避孕环会穿透子宫壁

子宫内的避孕环长时间压迫子宫壁，会造成相应部位的萎缩，甚至可能会出现破孔，但这种情况非常少见，可能在类似分娩后子宫内壁变薄时才会出现这样的特殊情况。

在出现子宫壁破损时，避孕环会进入盆腔内。在通过下腹部X光确认之后，通过腹腔镜手术（laparoscopic surgery，不需要打开腹腔，在腹部打3或4个直径为1厘米的小孔，通过内窥镜摄像头和其他手术工具进行的手术）取出装置。在经过X光检查后，如果在上腹部和下腹部都没有发现避孕环，那么避孕环可能已经随经血排出体外。

Check4　置入避孕环后出现腹痛症状

在子宫内置入避孕环后，相较置入之前可能会出现不适感或腹痛的感觉。但事实上，因为避孕装置是在子宫内部，出现痛感的可能性很小。在置入过程中，可能会因为装置对子宫产生了一定刺激而出现痛感，但一旦位置固定，这种感觉就会消失，也不会有异物感或者其他不适的感觉，就好像在排卵期子宫内壁变薄或者变厚，我们也完全感觉不到一样。

Check5　对方能够感觉到避孕环的存在

避孕环在宫腔内部，为了方便取出，避孕环的摘除线会留在子宫外。也就是说，只有线会留在宫颈处，而不是阴道部位。

在发生性行为的过程中，如果对方插入很深而感觉到了线的存在，可以到医院将线剪短一些，但实际上，由于线是非常细的，所以这种情况并不多见。

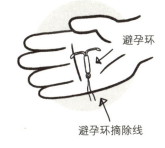

避孕环

避孕环摘除线

Check6 避孕环容易造成宫外孕

避孕环的避孕成功率在97%左右，确实存在极小的怀孕可能性。对受精卵在子宫内膜以外的其他非正常部位着床的可能性来说，置入避孕环确实比没有置入避孕环要高一些，但重要的是，置入避孕环之后本身怀孕的可能性就很小。

Check7 置入避孕环容易导致盆腔炎

避孕环在置入之前是处于无菌保存状态的，所以不存在携带细菌的可能性。但如果宫颈部位本身就有炎症，在置入过程中避孕环是有可能将宫颈部位的细菌带入子宫内的。如果出现细菌通过避孕环进入子宫的情况，不用直接取出避孕环，可以通过使用抗生素消除炎症。如果情况不能得到控制，就要考虑取出避孕环了。

依伴侬

我曾在一部电视剧中见过这样荒唐的场景：一个婆婆一边说"我会让你再也怀不上孩子"，一边给儿媳妇打针。只不过是往胳膊上打了一针，就能让人怀不上孩子？在这个场面播出后，很多人都来就此进行咨询。"给胳膊打一针就不会怀孕了，这是真的吗？""那个儿媳妇真的不能怀孕了吗？"虽然觉得非常荒谬，但既然这样的情节出现在电视剧当中，不得不让人怀疑这种情况是有可能真实存在的。

在胳膊上打一针就能一辈子不怀孕的方法是不存在的。但是确实有一种工具，在植入胳膊后可以避孕三年。植入胳膊的避孕工具？听起来好像还挺有趣的。

这种避孕工具就是皮下植入避孕剂。将一根长4厘米、直径约2毫米的小棍植入胳膊内侧的皮下脂肪层，这根小棍会持续分泌黄体酮，作用于下丘脑和脑垂体，抑制排卵，同时通过增加宫颈部位黏液的黏稠度来阻碍

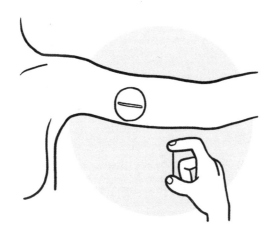

精子的运动,从而达到避孕的目的。这种避孕技术已经获得了美国FDA认证,无须每天服药,也能获得长期(约3年)的避孕效果。当想要怀孕时,可以随时取出植入剂,即可恢复生育能力。这种避孕工具因为不作用于子宫,所以目前非常受欢迎,吸引了很多二三十岁的年轻人来院咨询。

这种植入方式的操作也相对比较简单。在当事者接受局部麻醉后,医生会用针头一样的导入工具将植入剂导入当事者的胳膊内侧,然后拔出导入工具,将植入剂留在体内即可。针头在进入时会使当事者产生轻微刺痛的感觉，但痛感不强。手术也非常简单，只需要缝一针，术后用止血绷带固定一天就可以了。在取出植入剂时也只需将相应部位切开一个小口即可取出，可能会留下很小的疤痕。

虽然皮下植入避孕剂属于比较简单的避孕方法，但我们也需要先到专业的妇科医院，确认身体状态是否适合进行手术，并在充分了解手术的副作用后再接受手术。因为手术会造成激素水平的变化，所以术后可能出现出血、头痛、情绪不稳定、体重增加等症状。

月经周期避孕法

一位37岁的女性患者来院就诊,验孕结果显示阳性。

- "天哪!我真的怀孕了?不可能啊。"
- "什么不可能?"
- "排卵日不是在月经结束的两周后吗?所以我和男朋友是特意避开那几天的呀。"
- "发生性行为是什么时候?"
- "月经结束后大概一个星期。"
- "那时候刚好是排卵日啊。在排卵日发生的性行为。"
- "啊!排卵日不是在月经结束的两周后吗?我以为是两周后,所以在月经过了一周的时候我并没采取保护措施。"

....

大部分女性都不知道自己确切的排卵日,只能根据月经结束的时间推测出大概的日子。就像上面介绍的这位女性一样，以最后一次月经的日期为参考计算排卵日。所以自以为避开了排卵日，发生了无保护措施的性行为，结果不慎怀孕的例子比比皆是，这都是没有准确理解月经周期避孕法的结果。

月经周期避孕法是在算出排卵日后，在排卵日前后3～4天内，也就是在受孕期内不发生性行为的避孕方法。在选择这种避孕方法时，有以下两点需要注意。

第一，排卵日并不是以本月月经日期为参考来计算的。

第二，排卵日应该以下个月月经开始的预期日来计算。

想要有效利用月经周期避孕法进行避孕，首先要确认自己的月经周期是否规律。在月经周期规律的情况下是可以尝试这种方法的，但实际上每次都能够准确无误地在排卵日排卵的人是不存在的，因为在不同的身体状态下，排卵情况也会发生变化。

月经开始之后的排卵在很大程度上会受到身体状态的影响，当排卵准备不够充分、卵巢反应延迟时，排卵也会随之延迟。所以根据已经开始的月经日期来推算排卵日期是没有意义的。相反，任何人在排卵之后的第14天都有月经出现，所以按照下一次月经开始的预期日来计算排卵日才是相对准确的。简单来说，下个月的月经预期日减去14天，就是排卵日。如果下个月的月经预期日不准确，也无法计算准确的排卵日。

需要强调的是，月经周期避孕法很难获得理想的避孕效果，所以千万不能因为不是排卵日就放心地进行无保护措施的性行为。

体外射精

- "验孕结果显示阳性。"
- "最后一次月经是从哪天开始的?"
- "我,可我避孕了啊……怎么会怀孕呢?"
- "采取的哪一种避孕措施呢?"
- "体外射精。"
- "嗯……体外射精常会出现失误,这种方法避孕失败的概率还是比较高的。"
- "我们一直都是采取体外射精来避孕的,看来我老公的控制力下降了。"

....

体外射精是指为了不让精子进入子宫内,在体外射精的行为。几乎意外怀孕的女性5个中有4个都说采取了体外射精的避孕方法。我实在无法理解至今还有人认为体外射精能够作为一种避孕手段。记得有一档电视节目中也提到过:"体外射精避孕成功的概率是0。"

射精之前的尿道球腺液中也会有少量的精子。另外，由于没能把握好时机，体内射精的情况也很可能发生。所以我建议，如果完全没有要宝宝的计划，尽量不要选择体外射精。

经期性行为

常会有人问我:"经期可以进行性行为吗?"甚至有人会问:"经期正是怀孕概率比较小的时期,是不是就可以放心地进行无保护措施的性行为了?"在经期发生性行为真的可以吗?我们来看一下下面的案例。

😟 "在月经结束之后,阴道有些刺痛,而且有异味。"
👩 "月经之前有没有什么异常症状呢?"
😟 "好像没有……不过月经期间和男朋友有过性行为,比平时疼,而且不舒服,结果月经结束后更疼了。"

....

月经期间是可以进行性行为的,子宫通过阴道排出血液,但血量并不会多到阴茎无法进入的程度,所以其实是可以的,但需要考虑卫生方面的问题。

首先,细菌容易通过阴茎进入子宫。在月经期间子宫会通过阴道排出血液,在这种情况下发生性行为,会导致原本存活在阴道的细菌随着血液逆流进入子宫当中，也可能有一部分血液通过排卵管进入盆腔引起炎症。

另外，阴道内可以抑制有害细菌的有益细菌在月经期间的活性在一定程度上会降低，所以经期比平时患阴道炎和盆腔炎的可能性更大。在前面介绍的案例中，经期的皮肤本来就比较敏感，这也是经期发生性行为后外阴刺痛的主要原因。经期血液会对阴道壁的皮肤造成一定的刺激，所以皮肤处于相对敏感、脆弱的状态。如果在这个时候进行性行为，摩擦很容易对皮肤造成一定程度的损伤。

所以应该尽量避免经期性行为，即使不能避免，也要在使用避孕套等性病预防工具的前提下进行。经期正好是细菌最容易侵入身体内部的时期。除此之外，经期皮肤处于非常敏感的状态，所以应尽量通过充分的准备使阴道壁放松，之后再让阴茎进入。

关于月经

❶ 月经因为每个月来一次,所以也被称作"例假"。

❷ 经期是指月经发生的一段时间,一般为2～7天。

❸ 月经周期是指从月经开始的第一天到第二个月月经开始的第一天这段时间。月经周期为21～45天,都属于正常的范围,一般为28天。

❹ 妇科医生经常问"月经正常吗",这里的"月经正常"是指月经周期规律,月经血量适中,没有痛经症状。

❺ 在月经前后的3～4天阴道有少量出血,属于正常现象,无须担心。

月经血量

我在上中学的时候时常会发生这种情况：在坐到椅子上的一瞬间感觉下面湿乎乎的，随即有一种不祥的预感。这种不祥的预感从来不会出错，一定是经血渗漏了。幸好我穿的是格子花纹的裙子，不太明显，但还是会怕这种尴尬被人发现，真是太难受了。

"为什么会有那么多血没完没了地从身体里流出来？"

"每天从我身体里流出的血有多少？"

在每次换卫生巾的时候，我看着纯白的卫生巾被整个染成了红色，心里总不由得感叹：自己流的血都能装满一个小洗脸盆了。然而在成为一名医学专业的学生之后，这种想法彻底消失了。原来月经血量只有80毫升，也就是一小杯酸奶的量，真不可思议。整整一个星期都要用卫生巾，让我这般痛苦的经血，原来只有这么一点儿，这让我感到既荒唐又有几分失望。

当然，不同的人月经血量也不同，有的比80毫升多，有的更少。通常我们可以根据卫生巾或卫生棉条的用量来判断月经血量。卫生巾和卫生棉条能够吸收的血量是有一定限度的。如果达到这个限度（完全浸湿）的时间少于3小时，那么就要确认一下自己的月经血量是不是太多了。在月经血量最大的时候，如果卫生巾2小时不到就要更换，那么就说明月经血量已经超出了平均值。相反，如果月经期间卫生巾没有一次被完全浸湿，或者3～4小时过去，卫生巾上仍旧只有少量经血，这说明月经血量低于平均值。

月经血量过多

有些人的月经血量原本就多于常人，这种情况也是可能出现的，但在通常情况下，只有在子宫的健康状况不好时，月经血量才会增多。所以当月经血量过多时，应该即时到妇科门诊接受盆腔B超检查，确认子宫内膜和子宫壁的状态。子宫腺肌症、子宫内膜息肉等疾病都可能造成月经血量过多。另外，子宫形态异常也会导致凝血困难等，出现月经血量过多的症状。

很多人都觉得经血和小便、粪便一样，是需要排出体外的。但由于月经血量过多需要输血或者突然休克的情况也时有发生。

月经血量过少

月经周期正常，但是血量很少的情况也很常见。月经时间只有2～3天，月经血量也比之前减少了。很多反映月经血量减少的患者都会担心月经血量减少是闭经的征兆。

一般情况下，女性在过了30岁以后雌激素就会逐渐减少，月经血量也会随之减少，但在闭经之前都可以正常排卵，生育功能不会受到影响。

月经血量和闭经时间没有直接的关系。月经血量可能会受到很多因素的影响，如体脂含量、体质及身体状态等。

但如果整个月经期间都没有出现相对充分的出血现象，则说明排卵活动没有正常进行，只有部分脱落的子宫内膜排出体外。这种情况不容忽视，应该及时入院就医。

痛经

记得在上高中的时候，班里有位同学看起来非常瘦弱，脸色白皙，四肢纤细。她每个月都会缺课，听说是因为严重的痛经，一到经期就疼得满地打滚，饭都吃不下，甚至有几次需要妈妈亲自来学校，搀扶着她才能回家。我当时还觉得，她会不会是因为不想上学才装成那样的，因为对从来没有经历过痛经的我来说，完全不能体会痛经有多痛。但是现在，我已经深刻地了解了这种令人难以言表的痛苦。自从当了妇科医生之后，我几乎每天都会接待一两位不堪痛经之苦的患者。

痛经其实根本算不上是疾病，但超过50%的育龄妇女都会经历痛经，其中15%会达到影响日常生活的程度。然而有调查发现，仅有15%的人会因为痛经到医院就医，超过一半的人不会因此去任何卫生机构，包括药店。大部分女性都认为，痛经是没有办法避免而又不得不经历的，这种疼痛只能忍受。轻微的痛经通过调整生活和饮食的习惯可以在一定程度上得到缓解,如果痛经非常严重,那么可以尝试以下方法。

痛经,怎样能有效缓解

Omega-3和维生素E有助于缓解痛经。牛奶含有丰富的钙,而钙可以有效防止子宫过度收缩。热敷可以让大肠壁和小肠壁,以及收紧的子宫得以放松,也是一个不错的方法。另外,要避免摄入含咖啡因的饮料,咖啡因会让血管收缩,阻碍血液循环。

经期长达1/4个月,如果每个月都让你痛不欲生,那么真的需要认真对待了。首先你可以尝试用药物来缓解痛经,就是服用止痛药。但是长期服用止痛药可能产生一定程度上的耐药性,效果也会在很大程度上减弱,所以很多人都担心会出现不得不加大服用剂量的情况。事实上,长期服用止痛药并不一定会产生耐药性,但很可能会引起胃肠道*不适,需要注意。

> *
> 包括胃和肠道,是消化系统的一部分。

如果止痛药也不能缓解痛经，可以尝试服用避孕药。有些特殊的避孕药可以治疗月经血量过多，帮助缓解痛经。但由于服药的目的不是避孕而是临床治疗，所以请务必遵医嘱用药。

我们也可以用曼月乐装置治疗痛经。曼月乐装置是通过宫内植入达到避孕目的的装置，看似会对子宫造成损伤，但事实上，在取出曼月乐装置之后，受孕功能是可以恢复的。

如果你正在饱受痛经的折磨

对于有痛经困扰的患者,我都会问这样的问题。

"第一次来月经时有痛经症状吗?"
"是突然开始痛经的吗?"
"来院就诊是因为痛经比原来更严重,或者无法控制了吗?"
"在月经开始2~3天后痛经会自然消失吗?还是会持续整个经期?"

根据患者的回答,我大概将痛经分为两类。

第一类,是无法一次性治愈的原发性痛经。子宫和卵巢都没有结构上的异常,也没有外部细菌侵入造成的感染,主要与体质相关。

第二类,是由子宫或卵巢病变导致的,可以根据病因进行有针对性治疗的继发性痛经。

原发性痛经应该是由导致子宫收缩的激素分泌增多引起的。有人可能会觉得,子宫收缩能有多疼,但分娩之痛产生的主要原因之一就是子宫收缩。子宫收缩本身就会引起一定程度的痛感,这时子宫肌肉间的血管也会随之收缩,导致血液循环不畅,痛感加剧。

继发性痛经是指过去没有类似症状,突然出现在整个经期的痛感。子宫肌瘤、子宫内膜炎、盆腔炎都可能导致继发性痛经的产生。由于继发性痛经是由疾病引起的,所以配合适当的治疗就会自然好转。

原发性痛经的特征

❶ 初潮后的24个月内就会开始。

❷ 在月经开始时出现症状,持续2~3天后开始好转。

❸ 出现痛感的周期与月经周期相同。

❹ 可能伴随呕吐、腹泻等胃肠道疾病。

❺ 可通过调整生活习惯、服用非甾体抗炎药(NSAID)、使用避孕环等方法进行治疗。

继发性痛经的特征

❶ 25岁以上的女性为多发人群。

❷ 痛感持续整个经期。

❸ 可能伴随着月经不调、月经血量增多等症状。

❹ 服用止痛药也无法缓解。

❺ 应根据病因进行有针对性的治疗。

经前综合征

> "一个月有一半的时间都很抑郁。在月经开始前的2～3天会觉得乳房硬邦邦的,还有些疼,下腹部也会有坠胀的不适感。后来时间逐渐变长,现在排卵日过后总会觉得心情莫名地烦躁,想法消极,身体也不舒服,真的很痛苦。"

经历过这种感觉的人会十分有同感,没有经历过的人却很难理解。在排卵过程中排出的卵泡会分泌黄体酮,这种激素可以帮助受精卵着床,也会让乳房出现暂时性的膨大,同时还会引起消化不良。虽然每个人的情况会有所差异,但这种激素的分泌确实会让情绪变得低落。

黄体酮从排卵后开始分泌,在月经开始之前达到最高值。这也是这段时间情绪变得敏感、身体状态变差的原因。当症状严重到无法正常进行社会活动的程度时,我们称之为经前综合征。

我本人也比较容易受经前综合征的影响。在排卵期过后,仔细观察一下情绪产生的变化,是因为激素的影响吗?是不是因为身体不舒服所以状态不太好?虽然能够理性地判断和理解当时的情况,但依旧非常敏感,心情也很低落。

有人说月经前之所以会心情郁闷、情绪敏感,是因为意志不够坚强。但正在经历激素造成的严重的情绪变化的当事人,其实正在忍受无法想象的痛苦。她们一旦陷入了忧郁、不愉快的情绪中,就很难摆脱。对正在经受这种负面情绪折磨的人说"想开点儿吧""思想要积极、阳光,勇敢地战胜消极情绪",其实是一件非常残忍和无理的事情。所以如果你正在遭遇经前综合征,不要一味地想要通过改变想法来化解消极情绪,而是应该正视这种疾病,在充分认识自己的实际情况后积极地接受治疗。

这种排卵后出现的由剧烈波动的激素指数带来的变化,是可以通过服用避孕药来控制的。每天服用避孕药可以抑制排卵后黄体酮的分泌，从而缓解经前综合征。所以我建议患有经前综合征的女性在到医院就诊后，遵照医嘱进行服药。如果用药也不能缓解负面情绪，就需要同时接受精神科的治疗了。

经前综合征的精神科诊断标准

通常精神科会通过以下标准判断是否患有经前综合征。

Check list

重要症状
- ☐ 严重抑郁的状态
- ☐ 严重的情绪障碍
- ☐ 严重的不安感、紧张感、焦躁感

其他症状
- ☐ 疲劳、乏力
- ☐ 注意力不集中
- ☐ 失眠或嗜睡
- ☐ 饮食习惯的变化
- ☐ 对生活失去兴趣
- ☐ 无法控制情绪
- ☐ 身体方面的症状：头痛、乳房痛、腹痛、腹部肿胀、关节痛、肌肉痛、体重增加

符合所列标准即判断为经前综合征	• 有一项以上重要症状、四项以上其他症状。 • 受排卵后产生的激素影响，经前综合征加剧，月经开始之前最严重，月经开始后几天之内症状消失。 • 对职场生活、学校生活及人际关系产生巨大影响。 • 经治疗后经前综合征还会反复出现两次以上。

出处：The American Psychiatric Association

Tip, Tip, Tip

月经和青春痘

"一直在皮肤科接受青春痘的治疗,总是不见好转,医生建议我来妇科看看。"

"平时月经正常吗?"

青春痘和月经究竟有什么关系?

听说避孕药有治疗青春痘的效果,究竟是什么原理呢?

雄激素指数升高会让皮肤分泌油脂,诱发青春痘。经期受雄激素影响,在鼻子和嘴周围很容易长青春痘。一般来说,月经比较规律的人不会过多分泌雄激素,在月经结束后雄激素分泌量还会减少。相反,如果有排卵障碍导致的月经不调症状,雄激素就会大量分泌,这种状态长时间持续,青春痘就会增多。所以由月经不调导致的青春痘,可以通过调节激素水平来治疗。

服用避孕药是改善激素分泌失衡的方法之一。避孕药可以帮助分泌过多的雄激素回到正常状态。

避孕药中含有的屈螺酮（drospirenone）成分，具有抗雄激素的作用，对青春痘的治疗效果也非常明显。含有屈螺酮成分的避孕药属于处方药，要有医生的处方才能购买，它对青春痘、激素分泌失衡、月经不调等都有一定的治疗作用，而副作用就是可能导致静脉血栓栓塞症。

不是所有的避孕药都有治疗青春痘的效果，甚至有些避孕药产生的副作用会加剧青春痘的生长，这一点要特别注意。

这里需要再次强调，在服用避孕药之前，一定要确认选择的避孕药是否对症、副作用是什么，以及有哪些注意事项，在用药前要寻求医生的帮助和指导。

我的年龄和卵巢的年龄

一个20周的女性胎儿的卵巢中大概有700万个卵子，之后其中的一部分卵子会逐渐消失，到出生时，平均每个女性宝宝带着约200万个卵子来到这个世界。在成长的过程当中又会有一部分卵子消失，在青春期开始的时候大概会剩下30万个卵子，此时每月一次的排卵就开始了。虽然每个人初潮的时间和月经周期都不相同，但一般情况下一生会排出500个卵子。30万个卵子中只

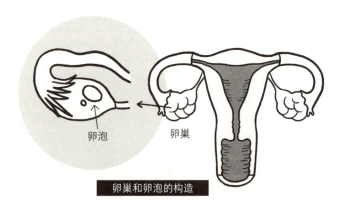

卵巢和卵泡的构造

有500个排出，女性即使初潮比较早，或者月经周期比较短，闭经的时间也不会因此而提前。

人们意识当中的"老年人"的年龄在逐渐增加，以前的50多岁和现在的50多岁已经完全不一样了。很多50多岁的人比20多岁的年轻人的皮肤状态还好。但卵巢不一样，以前50岁女性的卵巢和现在50岁女性的卵巢几乎没有差异。

通过激光美容可以促进皮肤细胞再生，从而让人看起来更加年轻，但是目前还没有方法可以让卵子再生。有头发脱落的毛囊中还会长出新的头发，但卵子排出后是不会再有新的卵子产生的。卵子是不可再生的，在不断排卵的过程中只会越来越少。

我们的年龄和卵子的年龄是一样的，所以在越年轻的时候卵子的状态越健康。即使生活习惯再健康，女性在40岁之后生育能力也会迅速下降。

冷冻卵子

"虽然我现在还没有男朋友,但是我特别想有一个自己的孩子,我也不知道以后会怎么样,可不可以先冷冻卵子?"

....

一位跟我关系很好的姐姐曾经问过我这样的问题。随着女性的结婚年龄越来越大和社会生活的日益丰富,女性的平均怀孕年龄越来越大,这也是越来越多的女性开始考虑冷冻卵子的原因。

冷冻卵子的第一步是超排卵。正常排卵每个月只有一次,每次只能排出一个卵子,但只冷冻一个卵子受孕成功的可能性比较低,所以一般情况下会取3~4个卵子进行冻结。连续注射促排卵针5~9天,确认处于超排卵状态后通过穿刺从卵巢中一个一个地取出卵子。因为是通过注射进行,所以身体不会留下疤痕,也几乎没有痛感,甚至不需要全身麻醉。最后将取出的卵子保存在液态氮容器中就可以了。当需要时,将卵子解冻,使之与精子结合形成受精卵,再移植到子宫当中。这个过程说简单也简单,说复杂也很复杂。

过去冷冻卵子技术有一个非常不好克服的难关,那就是在冻结卵子的过程当中细胞内容易出现冰晶。这种冰晶会破坏卵子的结构和功能。随着医学技术的发展,冷冻卵子过程中出现卵子损伤的概率逐渐降低,即使长时间冷冻保存,卵子的质量也不会降低。冷冻卵子的方法也从低速冷冻法进化成了速度极快的玻璃化冷冻法*。

那么,现在任何人都可以冷冻卵子,随时都可以怀孕了吗?在30岁的时候冷冻卵子,在60岁的时候解冻生孩子,真的可以吗?非常遗憾的是,目前对此还需要进行更加深入的研究。虽然卵子和精子可以完成受精,但是受精卵在60岁女性身体当中的存活率是非常低的。冷冻的卵子受精后形成的胚胎需要一个健康的子宫,所以相关的研究还在持续进行。

*
最大限度减少细胞损伤的超高速冷冻法。

目前来看，冷冻卵子并不能解决所有的问题。在冷冻卵子之前当事人还需要慎重考虑。

对需要接受抗癌治疗或者卵巢手术的年轻女性来说，冷冻卵子技术是非常有用的。曾经有一位22岁的急性白血病女性患者，在抗癌治疗之前接受了冷冻卵子手术，在10年后解冻卵子，生下了一个健康的宝宝。

多囊卵巢综合征

❶ **一位20多岁（指25~29岁）的女性**

😊 "我月经迟迟不来。"

👩‍⚕️ "最后一次月经是什么时候？"

😊 "6个月之前。"

👩‍⚕️ "6个月之前？有没有可能是怀孕了呢？月经都6个月没来了，怎么到现在才来医院？"

😊 "本来我的月经就不太规律，有时候两个月一次，也有的时候3个月一次。所以我以为这次也是这种情况，等着等着6个月就过去了。"

👩‍⚕️ "两三个月来一次的时候有没有接受过治疗？"

😊 "5年前查出了多囊卵巢综合征。那时候3个月没月经，吃过一段时间的避孕药。"

---

❷ **一位30岁出头（指30~35岁）的女性**

😊 "我的月经周期越来越长了。20岁出头的时候是两三个月一次。大学毕业以后，间隔在35～40天，还是挺正常的。从去年年末开始月经周期又开始延长了。"

- "最近月经间隔多长时间？"
- "差不多两个月一次吧。但是量非常少，都不知道是不是正常的月经。"
- "有没有体重增加、长青春痘，或者其他不舒服的症状？"
- "体重增加了，从去年开始长了两三公斤，怎么减也减不掉。"

如果经常出现两三个月甚至更长时间才来一次月经的情况，最好及时到医院就诊。我们的身体本来就被设定好了每月一次月经的程序，月经周期过长就说明身体出现了问题。

什么是多囊卵巢综合征

每当我对因为月经不调来院就诊的患者说她们患了

多囊卵巢综合征卵巢和正常卵巢的盆腔B超图片比较

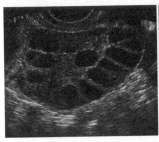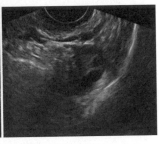

多囊卵巢综合征卵巢（左侧）比正常卵巢（右侧）大，
并且存在多个直径为1~2毫米、像珍珠项链一样排列的卵泡

多囊卵巢综合征的时候，患者都会问："什么是多囊卵巢综合征？"我也希望能够给出简单的说明并提出治疗方案，但这确实是一个很难回答的问题。

多囊卵巢综合征（polycystic ovary syndrome）是卵巢无法准确接收大脑发出的信号导致的排卵障碍，这是一种非常复杂的疾病。排卵障碍会造成卵巢长期处于无排卵状态，而无排卵可能引发出血等其他症状。另外，雄激素指数会相对升高，随之出现长青春痘、多毛等症状。这种既不排卵也没有月经的疾病是造成不孕的主要原因。

在正常情况下，卵泡发育成熟之后会排卵。在患多囊卵巢综合征的情况下，排卵障碍会导致几个卵泡同时发育，但都不能完全发育成熟。通过盆腔B超可以看到，卵巢的边缘有几个口袋模样的卵泡。

育龄女性患多囊卵巢综合征的概率为4%～7%，而且这个比例正在以惊人的速度增加。

多囊卵巢综合征的形成原因及症状

从"综合征"这个说法就可以看出，多囊卵巢综合征的形成原因和症状是因人而异的。目前还没有找到明确的致病原因，针对此提出的观点也多种多样。

由体重增加导致的能量调节异常、性激素分泌系统异常、雄激素合成及作用方面的缺陷、胰岛素抵抗减弱等都是可能出现的。个体不同，以上情况可能只表现出一部分症状，也可能全部表现出来。

最近胰岛素抵抗的重要性被进一步强调，胰岛素受体的信号传输系统不完善，导致激素信号无法正常传达，长期处于这种状态容易导致肥胖和糖尿病等疾病，需要特别引起注意。

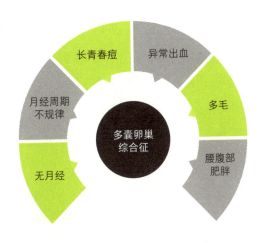

多囊卵巢综合征要怎样治疗

由于致病原因不明确,症状也因人而异,因此多囊卵巢综合征无法治疗。被诊断为多囊卵巢综合征的患者也只能根据实际情况缓解症状。

如果不排卵的状态长时间持续,那么在子宫内膜变厚的同时就没有排卵过程。月经其实是子宫内膜变厚并脱落的过程,如果子宫内膜不断增厚却不脱落的话,就会引发疾病。这种情况下就要通过服药或打针进行干预,达到一年最少四次月经的效果。多毛、长青春痘、体重增加等都是常见的症状，可以通过服用激素药物来调节激素不平衡的状态。从长期来看，糖尿病、心血管疾病的发病率会比较高，所以患者在持续观察病情的同时，需要配合运动、控制体重及调整饮食习惯等方式。

多囊卵巢综合征会导致不孕吗

不会。即便患有多囊卵巢综合征，所有的卵子还是会在卵巢里，只是它们不会定期地、有规律地排出而已。排卵次数较少且周期不规律，确实会给受孕造成一定的困难，但并不是完全没有可能怀孕。当排卵障碍及激素不平衡比较严重时，患者可以使用促排卵剂或服用改善排卵障碍的药物。如果效果不理想，患者也可以考虑到医院接受不孕症手术*。

*
促排卵、人工授精、试管手术等。

子宫内膜异位症

❶ 27岁女性患者，因为痛经来院就诊

😷 "在20岁以后痛经越来越严重了，最近一次月经疼到没办法去上班，在家躺了一整天。"

做了盆腔B超检查后，发现患者左侧卵巢里有一个肿块。

👩‍⚕️ "可能是子宫内膜异位症。"

---

❷ 31岁女性患者，因为婚后一年以上不孕来院就诊

月经周期规律，月经血量正常，有轻微痛经症状。通过盆腔B超检查后发现右侧卵巢里有一个肿块，疑似子宫内膜异位症。

子宫内膜异位症（endometriosis）是指子宫内膜组织出现在卵巢或子宫外壁等其他的位置。月经期间一部分

经血逆流进入腹部，免疫系统异常导致抗子宫内膜抗体增加，子宫内膜组织不能及时消除就会引起病变，形成子宫内膜异位症。子宫内膜组织扩散的程度和路径也是多种多样的，一般会伴有强烈的痛经症状。所以如果出现了严重的痛经症状，首先要确认是否患有子宫内膜异位症。初潮过早或月经周期过短的人都可能会出现子宫内膜异位症。相反，怀孕次数越多，月经周期越长，子宫内膜异位症的发病率就越低。

通过盆腔B超检查就可以发现，子宫内膜异位症出现在卵巢部位时会以圆形肿块的形态呈现。如果出现在

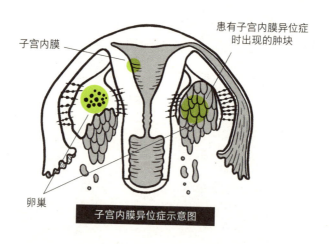

子宫内膜异位症示意图

与直肠接触的子宫后壁上，子宫和直肠发生粘连，来月经时下腹部会出现严重的疼痛症状。

为什么会出现子宫内膜异位症

究竟为什么会出现子宫内膜异位症？子宫内膜组织是怎样逆流到达子宫以外的其他位置的呢？关于这些问题已经有了很多理论研究，但引发子宫内膜异位症的原因至今尚未明确。

摄入过量酒精或咖啡因也会引起子宫内膜异位症。现代社会这种疾病的发病率正在逐渐升高，生活节奏的加快可能成为致病原因之一。

怎样治疗子宫内膜异位症

子宫内膜异位症并不是像癌症一样的绝症，但通常会伴有剧烈的疼痛和不孕，而且复发率较高，是一种比较棘手的疾病。如果病情没有持续恶化，肿块大小保持在3厘米以内，在定期检查的同时服用激素类药物即可达到治疗效果。

如果出现强烈的痛经症状，而且该病变严重影响受孕，可以通过手术和药物两种方法进行治疗，医生需要根据治疗目标选择治疗方向。如果以缓解痛经症状为治疗目标，那么应该优先选择手术治疗，通常采用腹腔镜手术切除病变部位。此外，为了防止复发，通常医生会采取手术治疗与药物治疗并行的方式。

子宫内膜异位症导致不孕的情况需要慎重选择手术治疗。虽然手术治疗能够在某种程度上恢复患者的受孕能力，但手术会造成卵巢的部分组织缺失，究竟是否真的利大于弊需要仔细权衡。一般情况下，如果病变大小超过4厘米，医生就会选择手术治疗，如果病变大小小于4厘米，相较于进行手术，医生则更建议继续积极尝试受孕。

子宫内膜异位症是一种非常容易复发的疾病。如果还没有月经，当然就不会出现子宫内膜异位症，但如果在应该有月经的时候迟迟没有月经，就需要考虑身体是否出现了其他的问题。我们的身体是非常诚实的，规律的生活习惯和健康的饮食习惯对我们的身体健康至关重要。

子宫肌瘤

❶ 29岁女性患者

😷 "小便频繁,而且小肚子总是胀胀的。"

👩‍⚕️ "现在有没有在吃什么药?"

😷 "不久前体检查出了贫血,所以正在服用铁剂。"

👩‍⚕️ "嗯……我们来做一个盆腔B超检查吧。"

😷 "贫血需要做盆腔B超检查吗?"

---

❷ 32岁女性患者

😷 "上个月体检,查出子宫里有囊肿。"

👩‍⚕️ "好的。平时月经正常吗?"

😷 "正常,月经周期规律,量也正常。"

👩‍⚕️ "嗯……我们来做一个盆腔B超检查吧。"

😷 "囊肿有多大?"

👩‍⚕️ "有2厘米左右。"

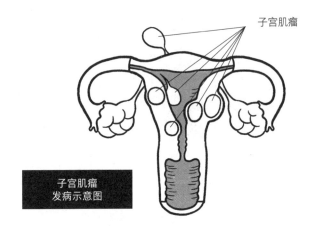

子宫肌瘤发病示意图

　　当女性患者因为贫血来院就医时，医生首先会确认其胃肠道是否有出血症状，如果胃肠道没有出血，就会怀疑是不是妇科疾病导致了出血现象的产生。月经血量过多或经期过长都有可能导致贫血，因此很多人认为月经血量过多是导致年轻女性贫血的主要原因。子宫肌瘤就是能够导致月经血量增加的疾病之一。所以当出现前面介绍的第一位患者那样的情况时，医生通常会先通过盆腔B超检查来确认子宫状态是否正常。

子宫肌瘤（uterus myoma）是指子宫平滑肌细胞增生形成的肿块。有研究证明，51%的育龄女性的子宫内都存在子宫肌瘤，由于大部分都没有明显的症状，所以很多女性并不知道。即便一直带着子宫肌瘤生活，癌变的可能性也非常小。

然而，子宫肌瘤产生的位置不同，对身体造成的影响也不相同。

接近子宫内膜或位于子宫内膜内的子宫肌瘤会导致月经血量增加。如果只是少量增加则不需要过于担心，但如果出血量过多，就有可能导致休克，需要接受急救手术。

另外，子宫肌瘤增大会大面积侵占子宫，子宫随之增大可能导致膀胱受到压迫，下腹部出现坠胀感。如果子宫肌瘤发展到侵占大部分子宫的程度，还会阻碍受精卵着床。

多大的子宫肌瘤需要接受治疗

很多人都会有这样的疑问。对于需要介入治疗的子宫肌瘤，我们没有准确的标准。除了月经血量过多导致的贫血、子宫肌瘤增大压迫腹部产生的不适感（膀胱受到压迫导致尿频、腰痛），如果还出现痛经、骨盆疼痛、不孕、反复流产等，就要考虑介入治疗了。

相反，如果没有明显的不适症状，就不需要采取任何治疗措施，仅持续观察即可。不是只要发现了就一定要进行治疗。很多还没有生育的女性担心子宫肌瘤会影响受孕，但实际上，体积较小、位置也不危险的子宫肌瘤并不会对怀孕造成影响。这种情况最好持续观察，慎重考虑是否要介入治疗。

听说怀孕后子宫肌瘤会受到雌激素的影响而增大，这是真的吗

是真的。子宫肌瘤确实会受雌激素的影响而变大。孕期是女性的雌激素指数最高的时期，本来很小的子宫会在怀孕之后变得非常大，这个时候子宫肌瘤也会跟着长大。原本只有2～3厘米的囊肿在孕期可以增大2～3倍，一般最大不会超过10厘米。虽然个体存在差异，但囊肿平均会增大1.5倍，相比子宫增大的程度，囊肿就显得很小了。

如果子宫肌瘤原本就比较大，孕期可能会相应地出现一些不适症状，如腹部疼痛。这种情况下很多孕妇都担心是不是早期阵痛或其他异常征兆，但其实子宫肌瘤引起的痛症可以通过服用抗炎药来缓解，所以并不会引起早期阵痛，也不会对胎儿造成影响。

子宫肌瘤需要多久复查一次

复查的间隔时间会根据囊肿的大小不同和伴随出现的症状不同有所差异。一般情况下，最短6个月、最长1年就要接受一

这些情况需要接受治疗

❶ 子宫肌瘤压迫膀胱，出现尿频、小腹疼痛等症状。
❷ 子宫肌瘤引起月经血量增多，出现贫血症状。
❸ 通过盆腔B超检查确认，子宫肌瘤突然大幅增大。
❹ 通过盆腔B超检查发现，子宫肌瘤有癌变征兆。

Tip, Tip, Tip

次复查。子宫肌瘤突然增大的情况不是很常见，一般情况下它会慢慢地、一点点地变大，所以没有必要因为子宫肌瘤每个月都接受妇科检查。

子宫腺肌症

> "之前接受过一次妇科检查,医生说没有什么特别的问题,就是子宫有肿胀的症状,不需要治疗。但是我的月经血量比较多,痛经也很严重,真的没什么问题吗?"

子宫腺肌症(adenomyosis uteri)与子宫肌瘤、子宫内膜异位症等疾病的名称和症状非常相似,当听到这个名称的时候,人们很难一下子理解这究竟是什么疾病。

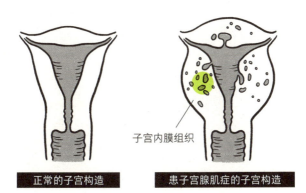

子宫内膜组织

正常的子宫构造　　患子宫腺肌症的子宫构造

如果患者没有特殊说明有痛经和月经血量过多的症状，很多医生都不会特别提及这种疾病。因为子宫腺肌症并不会引起不适症状，所以患者完全没有必要主动治疗，医生也不需要向患者特别说明，以免给患者造成不必要的心理负担。

子宫腺肌症是指子宫内膜腺体侵入子宫肌层形成的病变，主要症状有月经血量增多和痛经等。有时痛经会痛到严重影响正常生活，或者月经血量增多导致严重贫血，需要输血的情况也时有发生。

子宫腺肌症的治疗方法

在采取手术治疗时，因为无法只切除扩散在子宫各处的子宫内膜组织，所以需要切除部分子宫肌肉。如果出血严重，而且没有受孕计划，那么也可以通过全子宫切除术*摘除整个子宫。

相较于接受手术治疗，更多患者倾向于选择其他的治疗方

*将子宫和宫颈部位完全切除的外科手术。

法。曼月乐治疗可以有效调节激素分泌,缓解子宫肿胀,从而减少月经血量,改善痛经症状,是比较常见的子宫腺肌症治疗方法。此外,患者可以尝试通过服用激素类药物,改善子宫腺肌症引起的月经血量过多和痛经等症状。

子宫畸形

- "是心形子宫。"
- "什么?心形子宫?"
- "是的,子宫中间向下凹陷,呈心形,这样的子宫叫作心形子宫。只是稍微有些桃心的形状,不是什么严重的问题,不会影响怀孕生育,也不会影响月经。"

....

在日常生活中,宝宝在妈妈肚子里的照片随处可见。大部分人都会把子宫想象成圆形的,像口袋一样的形状,所以在突然听到心形子宫时非常吃惊。

子宫是由两个管状器官连接组合而成的。从结构上来说,因为子宫不是一个空间逐渐变大形成的器官,而是两个空间合二为一的结构,所以在形成的过程当中会出现发育畸形。

因为子宫既不能通过肉眼观察,也触摸不到,所以

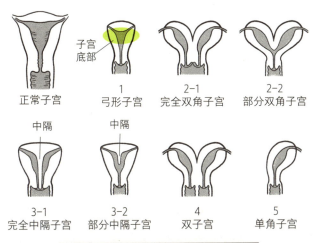

子宫畸形种类与正常子宫对照

很多女性直到因为怀孕接受妇科检查的时候才得知自己的子宫是心形子宫。如果子宫畸形不严重,并不会对胎儿的发育及后期的分娩造成影响。子宫畸形的程度和形态不同,在妊娠过程当中造成的影响也不同。严重的畸形可能会导致早产或胎儿发育迟缓,胎位异常也会增加需要进行剖宫产手术的可能性。

子宫畸形的种类

❶ 弓形子宫

子宫底部中间凹陷，宫壁略凸向宫腔。弓形子宫是一种非常常见的形态，几乎没有症状，也不会对生育造成影响。

❷ 双角子宫

双角子宫常被称为"心形子宫"，是子宫底部汇合不完全而形成的状态。如果畸形程度较轻，并不会引起任何症状。但如果汇合不完全的程度较重，则可能会引起妊娠中胎位异常等，孕妇很可能需要接受剖宫产手术。

❸ 中隔子宫

子宫中间存在隔膜*，隔膜将宫腔隔开。子宫中间的隔膜是导致习惯性流产的主要原因，女性可以通过隔膜切除或隔膜整形手术来提高怀孕成功的概率。

*
将结构分离的膜或肌肉。

❹ 双子宫

子宫没有进行完全融合，发育成为独立的两个子宫，附有各自的宫颈和阴道。双子宫虽然不会对性行为和受孕造成影响，但容易导致分娩过程中出血，以及臀位胎儿*，孕妇很可能需要接受剖宫产手术。

❺ 单角子宫

两侧副中肾管**融合形成子宫，只有单侧副中肾管发育完全，形成单角子宫。

子宫畸形的确诊

一般情况下，子宫畸形通过子宫输卵管造影（hysterosalpingography）***、生理盐水子宫B超****、MRI等诊断，通过阴道B超确诊。因为没有自觉

---

*
通常情况下，子宫里的胎儿臀部向上，臀位胎儿是指臀部向下的情况。

**
形成子宫的器官。

***
通过导管向宫腔和输卵管注入造影剂，通过X线来透视和摄片，然后再根据造影剂在输卵管和宫腔内的显影情况分析输卵管的通畅程度、阻塞的部位和宫腔的形态。

****
向宫腔和输卵管注入生理盐水，通过B超检查输卵管的通畅程度。

症状，一般女性在接受不孕检查时可以通过以上检测方法进行确诊。

泌尿系统和生殖系统是在胚胎形成时开始形成的，子宫畸形很可能伴随着泌尿系统异常（肾脏畸形、尿道畸形），最好尽早接受造影检查。

子宫畸形的治疗方法

子宫畸形是一种相对比较常见的疾病。轻度畸形并不会对受孕造成特别的影响，如果没有特别的症状，只留心观察即可。严重的畸形会导致月经异常，对受孕也会有一定的影响，需要进行手术治疗。比如，双子宫中的一侧阴道堵塞，可能会导致严重的痛经。这种情况可以通过手术去除堵塞阴道的纵隔。单角子宫的宫颈较薄，容易出现无法维持妊娠状态的宫颈功能不全（cervical incompetence），这时可以通过宫颈缝合手术达到治疗目的。

生殖道沙眼衣原体感染

生殖道沙眼衣原体感染是一种典型的性病,潜伏期为7～28天。感染沙眼衣原体后男性会出现尿道炎的代表症状,比较容易辨别。但对女性来说,超过60%的感染者是没有明显症状的,所以很难在发病早期及时介入治疗。在有症状显现的情况下,患者通常会出现类似膀胱炎的症状,如排尿疼痛、尿频、阴道分泌物增多,还会出现性交疼痛等。

一般症状会在4周后消失,但这并不代表已经痊愈。沙眼衣原体会一直存在,引起宫颈部位出现炎症,还有可能进入子宫,经过子宫内膜进入输卵管和卵巢当中引起炎症。

如果病情持续发展,盆腔内也会出现炎症,并有脓液产生,这样会导致输卵管粘连、输卵管活动性降低,造成不孕。在沙眼衣原体感染的状态下受孕,流产的概率较高。当出脓严重时,通过盆腔B超检查可以观察到卵巢中的囊肿。另外，如果沙眼衣原体感染长时间持续，脓液会渗透腹膜扩散到肝脏。

虽然沙眼衣原体会引起诸多并发症，但治疗方法相对比较简单，服药即可治愈。在治疗时，性伴侣也要一同接受检查，由于沙眼衣原体常会伴有淋病*等其他性病，所以需要确认是否有其他感染。患者在治疗4周后要接受复查，确认沙眼衣原体是否已经被完全消除。

*
由淋球菌引起的性病，主要通过性行为传播，细菌侵入尿道黏膜，排尿时会产生强烈的瘙痒感和刺痛感，出脓症状严重。女性患者会同时患膀胱炎，因为该病会对内部生殖器官造成一定的损伤，所以可能导致不孕。

尖锐湿疣

> **如果有以下情况出现**
>
> □ 大便后擦拭时会有不舒服的感觉。
> □ 已经擦得很干净了,但还是感觉很痒。
> □ 生殖器处能够摸到硬硬的东西。
> □ 本来只有一两个突起,在几天之内扩散到了其他部位。

如果出现了以上症状,就是得了尖锐湿疣。尖锐湿疣(condyloma acuminatum)又称性病疣、肛门生殖器疣、生殖器疣,是一种由人乳头瘤病毒(human papilloma virus,HPV)感染所致的疾病。皮肤表面会出现尖尖的鸡冠状的突起,伴有瘙痒症状。

小时候看到手上长疣的小伙伴,我总会想:"是不是被蟑螂咬了之后就会长疣?"可这种疣偏偏长在了非常敏感的部位,让人既惊慌又难为情。

尖锐湿疣的感染途径和症状

尖锐湿疣通常通过性接触传播，接触他人的感染部位也会传染。很多人认为使用避孕套能够防止感染人乳头瘤病毒，但实际上即便使用避孕套，也有可能感染。

发生病变就说明病毒非常活跃，传染性也很强，所以患病时应该避免性接触。

性伴侣感染了人乳头瘤病毒，另一半被传染的可能性大概是70%，潜伏期大概是2～6个月。个人免疫力不同，出现的症状也不相同。如果免疫力较强，可能不会出现症状，但是如果免疫力较差，原本处于潜伏状态的病毒会迅速繁殖，引起皮肤病变。因为扩散得比较快，所以最好在发病初期及时接受治疗。

尖锐湿疣的治疗方法

首先要入院就诊，确认是否患有尖锐湿疣，然后通过涂抹药物治疗，或者激光去除病变。但即使除掉了皮肤表面的病变，潜伏在身体中的病毒还是会引起新的病变，所以尖锐湿疣是一种复发率较高的疾病。

"以后不会一直复发吧?"很多人都有这样的顾虑。其实引起尖锐湿疣的人乳头瘤病毒一般情况下在两年之内会自己消亡,所以两年后尖锐湿疣的复发率就变低了,但要注意提高自身免疫力。

阴道炎

关节发炎就是关节炎，皮肤发炎就是皮炎，胃部发炎就是胃炎……阴道炎就是指阴道发炎。与其他部位的炎症不同，阴道炎会让人觉得非常难堪且难以启齿。可能是因为大部分人都认为，阴道炎是由性接触导致的。那么，究竟是不是所有的阴道炎都与性接触有关呢？其实不是。特别是念珠菌阴道炎，与性接触完全没有关系。实际上很多从没有过性经历的人也会得念珠菌阴道炎。

阴道属于内置器官，是外部通往体内的通道，所以非常容易受外部环境的影响。可能与阴道接触的菌有很多，包括小便和粪便中的菌、通过皮肤进入的菌、通过性接触导入的菌等。阴道内壁上存活着具有保护阴道作用的乳酸菌，当这些乳酸菌的活性降低时，周边的菌群就会变得活跃，而这种状态就是发生阴道炎的状态。典型的阴道炎有滴虫性阴道炎、细菌性阴道炎、念珠菌阴道炎等。

滴虫性阴道炎

滴虫性阴道炎是一种比较典型的性病,主要通过性接触传播。相较于男性来说,女性的尿道口等外生殖器与肛门的距离较近,所以更容易感染。滴虫性阴道炎的潜伏期在20天左右,患病后阴道会出现鱼腥味,并伴有泡沫状的分泌物。采集阴道分泌物,测试是否含有滴虫即可确认患病与否。

滴虫感染会引发阴道炎和尿道炎,3%～15%的患者不会出现任何症状。如果只有女方接受治疗,那么通过性接触复发的频率较高,所以建议性伴侣一同接受治疗。在痊愈前尽量避免性接触,在复查确认无细菌感染后即可恢复性生活。一般情况下,患者服用抗生素7～10天即可治愈滴虫性阴道炎。

细菌性阴道炎

大家都曾经为自己身上散发出奇怪的味道而感到惊讶吧。早上起床后,无意间闻到自己的口臭,感冒时黄黄的鼻涕散发出令人恶心的味道,还有白带的味道。

"做爱的时候突然闻到一股令人不快的味道,吓了我一跳。"

"分泌物越来越多,而且有一股鱼腥味。"

如果阴道分泌物散发出一股鱼腥味,那么很有可能患上了细菌性阴道炎。这是一种非常常见的阴道炎,大部分来妇科门诊就诊的患者都会被诊断为细菌性阴道炎。

在发生性行为时,阴道环境呈碱性,乳酸菌活性降低,所以不能说细菌性阴道炎的感染与性行为完全没有关系。阴道内的酸性环境遭到破坏,乳酸菌活性降低,这时有害菌会在阴道内迅速繁殖。这些细菌大部分为厌氧菌,细菌中的蛋白质腐败变质就会发出特有的令人作呕的味道。每个人对"异味"的感受不同，所以很难通过异味的严重程度来确认是否患病。在经期前后，即使健康状况良好，阴道也会偶尔出现轻微异味或者分泌物增多的现象。月经之后阴道出现轻微的异味，如果程度没有持续加剧，则不需要入院治疗。即使出现了暂时性的细菌性阴道炎，因为人的身体是有自我净化能力的，所以也不需要入院治疗，待炎症自行消失即可。

如果异味越来越严重，分泌物也没有变少，同时伴有瘙痒、刺痛，以及小腹疼痛等症状，就需要及时到医院就诊了。因为这些症状都说明阴道正处于乳酸菌无法战胜厌氧菌的状态当中。这种情况下需要用抗生素来抑制大量繁殖的厌氧菌。在采集分泌物进行检查后，如果异味严重，并且伴有大量的乳白色泡沫状分泌物，就需要用抗生素进行治疗。但如果症状不是很明显，使用抗生素会将有害菌连同乳酸菌一起消灭，所以需要慎重用药。

念珠菌阴道炎

如果有以下症状出现

☐ 月经之前或者非排卵期也会出现白带增多的症状。
☐ 白带呈芝士状或豆腐渣状。
☐ 外阴瘙痒难忍。
☐ 小便时有痛感,或出现性交痛。

如果出现了以上症状,就可能患有念珠菌阴道炎。念珠菌是一种霉菌(属于真菌的一种),"我身体的重要部位发霉了",这让很多人都无法接受。但实际上,霉菌一直存在于我们的体内和体表,只是当免疫力较弱的时候,霉菌会迅速繁殖。偶尔出现的念珠菌阴道炎是不需要特别治疗的。

念珠菌阴道炎与其他阴道炎不同,不会通过性接触传染。长时间服用抗生素会使人体内有益菌的活性降低,这时皮肤周边的念珠菌就会迅速繁殖。孕妇和糖尿病患者比较容易感染念珠菌阴道炎,这种阴道炎多发于身体免疫力比较差的时候。

因此,提高自身免疫力,让念珠菌没有机会大量繁殖,是预防念珠菌阴道炎的最佳方法。减少抗生素的使用,同时保证充足的休息和睡眠,不要穿紧身的衣服,如果有糖尿病,严格控制血糖,这些都是预防念珠菌阴道炎的具体方法。

一般情况下,医生都会建议确诊为念珠菌阴道炎的患者通过服药和涂抹软膏来进行治疗。服药3~4天病情即可好转。但如果3个月之内念珠菌阴道炎复发,就有可能导致再发性念珠菌阴道炎,需要特别注意。再发性念珠菌阴道炎的发病率为5%~10%。

生殖器疱疹

❶ 20多岁的女性患者

😷 "生殖器周围很痒。分泌物没有增多,也没有异味。"

👩‍⚕️ "小阴唇确实有些肿胀,但看起来不像阴道炎。先尝试涂抹湿疹药膏,两天后再来看一下吧。"

两天后

😷 "瘙痒症状有所缓解,但是生殖器周围有刺痛感。"

👩‍⚕️ "检查发现小阴唇内侧有几个水泡,之前有没有得过生殖器疱疹?"

😷 "是的,得过。"

❷ 20多岁的女性患者

😷 "从几天前开始,在小便的时候生殖器隐隐作痛,是不是得了膀胱炎?"

🧑‍🦰 "小便的时候小腹有没有疼痛感?是不是总是想小便?当想要小便的时候,有没有憋不住尿的感觉?"

👧 "好像没有。"

我检查了这位患者的会阴,发现有几处溃疡,这是典型的生殖器疱疹的症状。

🧑‍🦰 "之前有没有得过生殖器疱疹?"

👧 "是的,得过。"

---

❸ 40岁出头的女性患者

👧 "3年前置入避孕环,从昨天开始,阴道有一种被避孕环扎的感觉。"

3年前置入避孕环,阴道突然出现被避孕环扎的感觉,这种情况几乎没有发生过。

🧑‍🦰 "嗯……有出血症状吗?"

👧 "没有,没有出血,但是分泌物比较多。"

我通过盆腔B超检查进行了确认,该患者的避孕环没有发生移位。会阴有些红肿,没有其他的发现。因为患者提到在小便时有不适感,所以我开了治疗膀胱炎的药。

两天后

"服药后小便时的痛感更严重了。即使不动,阴道也会有被避孕环扎的感觉,现在坐着都很不舒服,还出现了伤风的症状,浑身酸痛、发冷。"

我通过检查发现该患者的小阴唇和阴道壁内侧有几个水疱,已经扩散到了肛门周围,是生殖器疱疹。

"之前得过生殖器疱疹吗?"

"没有,从来没得过。"

生殖器疱疹(genital herpes)属于病毒性疾病。外生殖器出现水泡和溃疡,患处有瘙痒、刺痛感,而且分泌物增多。首次患病时,除了皮肤有症状,还会伴有发

热、肌肉疼痛、头痛等症状。复发时这些症状会有所减轻。潜伏期为6～8天。

各种疱疹的感染途径和症状

疱疹分为两种：1型主要通过皮肤接触传染，多发在口腔内、嘴唇、脸颊等部位；2型被称为生殖器疱疹，通过性接触传染，多发于外生殖器和肛门周围。近些年来，由口交性行为引起的外生殖器感染1型疱疹的情况也在逐渐增多。

常见的全身症状有发热、头痛、倦怠感，以及肌肉痛等，局部症状有疼痛、瘙痒、排尿痛、阴道及尿道分泌物增多，以及淋巴结增大等。

在皮肤病变方面，首先会出现疱疹，再发展为溃疡，结痂后上皮化*，最后痊愈，完成这个过程共需要4～15天。女性生殖器疱疹常见于大阴唇、小阴唇、阴道、肛门、宫颈等部位，男性则多见于龟头、阴

*
指皮肤表皮再生。

茎包皮、阴茎等部位，偶尔也会出现在阴囊、大腿和臀部。在确诊疱疹病变后，即便没有症状出现，疱疹病毒也存在潜在感染风险，所以患者要尽量避免与他人的皮肤接触和体液接触，以防传染。无症状的生殖器疱疹不会对受孕和分娩造成影响，但分娩时如果出现皮肤病变，则需要采用剖宫产代替自然分娩。

生殖器疱疹的治疗方法

生殖器疱疹不存在"痊愈"的概念。当免疫力降低时，潜在的病毒会引起疱疹复发。虽然服用抗菌药物能够缓解症状，但即便没有不适感，体内也依然存在病毒。没有完美的预防方法，我们最好养成在发生性行为时使用避孕套的习惯。虽然使用避孕套也不能完全避免传染，但传染的概率会大幅降低。

梅毒

梅毒（syphilis）可能是人类感染的历史最悠久的一种性病，主要通过性接触传播，在这种情况下感染的梅毒被称作后天梅毒（acquired syphilis）。与之相对应，如果妊娠中的母体感染梅毒，那么胎儿也会患病，在这种情况下感染的梅毒叫作先天梅毒（congenital syphilis）。

在受孕5个月后，病毒可能通过胎盘造成胎儿畸形或其他先天性疾病，所以患有梅毒的女性在孕前或孕初期务必接受检查。先天性梅毒在孕期前5个月内可以接受治疗，不会对胎儿造成影响。

梅毒的感染途径和症状

梅毒与其他性病一样，可以通过皮肤接触感染，不会只停留于生殖器皮肤表面，而是向全身扩散，可能侵犯骨骼和大脑。

根据病情发展程度，梅毒分为1期梅毒、2期梅毒和3期梅毒。但不用太恐惧，在青霉素被发明了以后，即使患上梅毒，患者也不会死亡。如果发现得比较早，通过简单的治疗即可痊愈。

1期梅毒

潜伏期一般为9～90天，平均为3个星期。肛门和外生殖器等部位会出现无痛症的圆形溃疡，因为没有痛症，所以不容易发现。

2期梅毒

在大概6周后，潜伏在皮肤黏膜下的梅毒菌开始沿着血管扩散到全身，进入淋巴后导致肿胀症状出现，手掌和脚掌部位可能出现红色圆形病变。

3期梅毒

如果梅毒在发展到2期时没有被及时发现并治疗，那么几年后会发展为3期梅毒。3期梅毒可以侵犯我们全身的任何一个地方，包括心脏、头部、眼睛、血管、肝脏、骨骼等。当大脑或大动脉血管遭到梅毒菌侵害时，则可能导致死亡。3期梅毒的潜伏期为5～20年，病情发展的速度因人而异。

梅毒的治疗方法

如果血液检查结果显示为阳性，则要追加针对梅毒菌的特殊检查。在确诊梅毒后，根据病情发展阶段，通过注射青霉素进行治疗。

阴虱

阴虱（phthiriasis）是一种寄生在人类体毛中的昆虫，每天要吸血4～5次才能维持生命。这种昆虫只能寄生于人体，通过性接触传染。

阴虱生存于阴毛当中，会引起瘙痒症状。在感染数周后症状逐渐加剧。附着有阴虱的衣物、床单需要用温水洗涤或干洗以进行彻底清洁。

阴虱会在阴毛根部产卵，可以侵犯有体毛的所有部位。想要清除阴虱，需要彻底刮掉阴毛，然后涂抹药物。皮肤要充分吸收药物，才能达到较为理想的治疗效果。患者也可以使用除阴虱专用的阴毛洗液。共用的毛巾也会导致阴虱传染，所以如果确诊感染了阴虱，患者最好和家人一同接受治疗。

疥疮

疥疮（scabies）是由疥螨引起的传染性非常强的皮肤传染病，潜伏期为4～6周。疥螨会在人体皮肤角质层中形成形状不规则的、类似隧道一样的病变。

在治疗时，患者需要从头到脚涂抹专用的乳液，然后在12小时后洗净。即使没有肢体接触，疥疮也能通过与家人共用的毛巾、寝具、家具等传染，所以建议家人一起接受治疗。

第三部分

妇科医生为你讲述妇科那些事儿

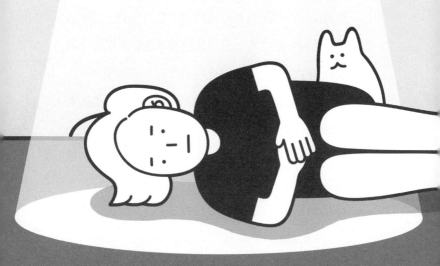

妇科医生经常问的问题

最后一次月经是从哪天开始的

这是妇科医生最常问的问题。明明是因为外阴瘙痒或者小便时有不适感来医院就诊,这和最后一次月经有什么关系呢?很多人都会有这样的疑问。医生会提出这样的问题,其实是为了确认患者是否已经怀孕,因为这对治疗方向和方法有很大的影响。

通常医生会通过验尿来确认患者是否怀孕,偶尔也会出现拒绝验尿的患者。很多斩钉截铁地告诉医生"我绝对没有怀孕"的患者,检查结果却显示已经怀孕了。前面说过,不管使用哪一种避孕方法,怀孕的可能性都是存在的。如果不事先确认患者是否已经怀孕,不恰当的治疗方法就有可能对患者和胎儿造成一定的伤害,所以在患者到妇科就诊时,医生一定会先通过最后一次月经的日期来确认患者是否已经怀孕。

你结婚了吗

对痛经、月经不调、阴道炎等的治疗来说，是否已婚并不重要，重要的是有没有性生活。但如果就诊患者是孕妇，那么是否已婚就很重要了，因为在生产或出现紧急情况时，医生需要按照法定程序确认家属身份。如果患者在未婚状态下怀孕，而且以后也没有结婚的计划，可以向医生说明事实。医生在问诊程序上不会因此而差别对待。

然而，即使患者的症状与性生活和怀孕完全没有关系，也是有可能被问到是否已婚的。在过去，当二三十岁的女性来医院就诊时，医生都会通过婚姻状态来确认其是否有性生活。已婚就代表有性生活，如果没结婚就默认没有性生活。但现在想来，这个看似平常的问题其实包含了狭隘的固有观念。

有过性经历吗

某一天，一个20岁出头的女孩和母亲一起来就诊，女孩说自己出现了非经期的出血症状，小腹有不适感，并告诉我她没有性经历。然而盆腔B超的检查结果与女孩的描述不符。最后血液检测证明女孩已经怀孕，而且是宫外孕，需要进行紧急手术，再晚一点儿就会非常危险。从那以后，在开始问诊之前我都会请与患者同行的家属回避，目的是让患者能够诚实地描述病情，更坦然地与医生沟通。

此外，当患者患有阴道炎、阴道出血，以及进行宫颈细胞学定期检查时，医生也会先确认其是否有性经历，有无性经历对如何诠释症状、确定疾病的范围及检查范围都会产生影响。

在妇科问诊过程当中，医生经常会使用阴道镜来采集分泌物，是否使用阴道镜也取决于患者是否有过性经历。没有性经历的女性在插入阴道镜时会出现较强烈的痛感，阴道镜也可能导致处女膜损伤，所以要尽量避免使用阴道镜，如果一定要进行阴道镜检查，也要选择最小号的仪器。

不能通过宫颈确认一切

有一位来院接受宫颈细胞学检查的女性患者,说自己月经周期规律,也没有感觉哪个部位有什么不舒服。患者换好衣服走过来。

"可能会有点儿不舒服,请放松。"

检查结束了。或许是因为检查比想象中的简单,本来很紧张的患者安心地舒了一口气,从手术床上下来。她问我:"我没什么问题吧?卵巢很健康吧?是不是也没有囊肿什么的?"

在接受宫颈细胞学检查之后问卵巢状态怎么样,这就好比在给眼睛做了检查后问耳朵状态怎么样。要从哪里开始说起呢?我犹豫了一下,请她先坐下,然后用子宫模型开始说明。

首先,宫颈细胞学检查的目的是确认宫颈部位是否有炎症、是否有细胞变形。采集宫颈细胞放在显微镜下观察细胞形状,如果没有什么问题,就说明一切正常,

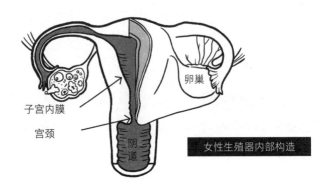

子宫内膜
宫颈
卵巢

女性生殖器内部构造

如果周围有炎症细胞,就说明发生了炎症反应,如果怀疑是癌症,就会得出需要进一步检查的诊断。在将阴道镜插入打开的阴道口检查宫颈的过程当中,医生如果怀疑有阴道炎,还会进行阴道炎的检查。

其次,子宫和卵巢位于身体内部,与宫颈不同,无法用肉眼进行观察,所以需要用盆腔B超检查而不是宫颈细胞学检查来确认是否存在异常。也就是说,子宫大小是否正常,子宫肌肉组织是否存在异常,随着月经周期变厚或变薄的子宫内膜是否正常,两侧卵巢大小是否正常,是否存在非正常的肿块等,这些问题都需要通过盆腔B超检查来确认。

　　盆腔B超检查和宫颈细胞学检查一样,最好每年做一次。虽然早期的卵巢癌和子宫内膜癌很难通过盆腔B超检查检测出来,但通过盆腔B超检查确认其他疾病还是没有问题的。

妇科定期检查

宫颈癌检查

定期接受宫颈癌检查可以有效预防宫颈癌。

虽然宫颈癌患者的数量正在逐渐减少，但每年还是出现很多的宫颈癌患者，所以我建议女性朋友每年都要接受一次宫颈癌检查。

盆腔B超检查

盆腔B超检查需要在月经刚刚结束之后进行，最好和宫颈细胞学检查一起每年做一次。在月经刚刚结束之后接受盆腔B超检查的效果最好。因为此时子宫处于最自然的状态，很容易判断是否有异常。如果在排卵后，也就是月经开始之前接受盆腔B超检查，虽然可以确认子宫和卵巢的状态，但很难准确判断子宫内膜本身是否存在异常。

除此之外，如果月经周期、月经血量发生变化，或者出现下腹部疼痛的症状，最好也进行盆腔B超检查。

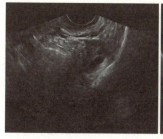 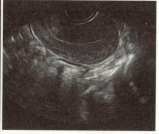

正常卵巢(左侧)和正常子宫(右侧)的盆腔B超照片

定期妇科检查,切记!

❶ 每年一定要去一次妇科门诊。

❷ 在年初或年末选一个不容易忘记的日子,把这一天定为妇科检查日。

❸ 宫颈细胞学检查和盆腔B超检查最好一起进行。

❹ 在月经刚刚结束后做盆腔B超检查的效果最好。

宫颈糜烂

在对一位 25 岁的女性患者进行了宫颈细胞学检查之后，我发现了问题——她患上了宫颈糜烂并感染了 58 号人乳头瘤病毒。"不是癌症吧？"这位患者再三确认。"不是癌症，你别担心。"

宫颈糜烂（cervical erosion）是指宫颈部位出现非正常细胞的状态。这种非正常细胞随着时间的推移有癌变的可能性，但不是一定会癌变。50%～80% 的轻度宫颈糜烂会自然痊愈。中重度的宫颈糜烂更容易发展成癌症，需要进行物理治疗。

即便被确诊为宫颈糜烂，也不需要太紧张。原因有两个。

第一个原因，自然治愈。宫颈部位会由于各种原因出现伤口，这时人乳头瘤病毒就会引起细胞异常变形。但人体的再生能力是非常强的，患病后异常细胞会逐渐消亡，形成新的细胞，在再生系统恢复正常后，因受到

宫颈糜烂的发展过程

正常	宫颈糜烂 1	宫颈糜烂 2	宫颈糜烂 3
	轻度宫颈糜烂	中重度宫颈糜烂	

宫颈癌

宫颈细胞学检查采集的宫颈细胞

扁平细胞
基底细胞

人乳头瘤病毒的侵犯而发生异常变形的细胞受周围正常细胞的影响会逐渐复原。所以50%～80%的轻度宫颈糜烂都会自然痊愈。

中重度的宫颈糜烂是无法自愈的，要通过切除变形细胞进行治疗。很多人都好奇是否可以通过药物进行治疗，由于细胞已经发生病变，所以切除病变部分是最安全的治疗方案。

第二个原因，检查体系已经非常先进了。虽然轻度宫颈糜烂在大概率上可以自愈，但每个人的情况会有所不同。有些患者在确诊轻度宫颈糜烂几个月或几年后，很可能发展成中重度宫颈糜烂，最后变成宫颈癌。如果能够提前发现变形细胞，即时切除病变组织，就可以阻止宫颈癌的发生了。

因此，虽然宫颈糜烂患者的数量在迅速增加，但是宫颈癌的发病率在逐渐降低。

简单来说，随着医学检查体系的发展，大部分宫颈糜烂患者都能够即时发现病变并在癌变的前一阶段进行治疗，从而降低患癌的可能性。

宫颈癌检查

❶ 21岁朴某的故事

在21岁生日后的一天,朴某接到了一则通知。通知中说她可以免费接受宫颈细胞学检查,请她到附近的医院接受检查,还附上了可以做检查的医院名单。但朴某从来没做过妇科检查,突然有点儿担心。"是不是可以不去?我在小学的时候打疫苗都吓得到处跑呢。"

❷ 33岁李某的故事

李某因为阴道分泌物有异味到医院就诊。妇科医生询问了她最后一次月经的日期,以及是否有性生活,最后又问最后一次接受宫颈癌检查是什么时候。"好像做过检查,是卵巢检查还是宫颈癌检查?"李某陷入了混乱,只好回答记不清了。"没有做过任何检查吗?""体检的时候确实在妇科的检查床上接受过检查……可这很重要吗?"

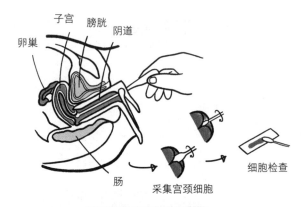

宫颈癌检查过程

宫颈癌（cervical cancer）是指宫颈部位出现恶性肿瘤。宫颈癌不是瞬间产生的，而是宫颈部位的细胞在持续变形多年后，突然病变加速，无法控制直至癌变而形成的。与其他癌症相同，在确诊宫颈癌后，判断癌细胞是否有转移至关重要，治疗方法、治疗时间，以及要付出多少努力、经历多少痛苦都取决于此。

万幸的是，宫颈癌提早发现、尽早治疗，还是可以痊愈的。通过宫颈细胞学检查可以确认是否患有宫颈癌，这种检查相较于其他癌症检查，检查过程比较简单。

将阴道镜插入打开的阴道口就可以观察到宫颈内部的情况，不需要麻醉，检查时间为1～2分钟。很多第一次接受宫颈癌检查的女性在接受检查后都会惊讶地问："这么快就结束了？"还有的人会问："刚才你做了什么？癌症检查这么简单吗？"在用小刷子采集宫颈细胞后将其放在显微镜下，观察细胞是否变形、是否有癌细胞形成。如果采集的宫颈细胞中有疑似癌细胞，大多情况下检查结果就是癌症。

然而检查结果也常会出现不准确的情况，我们称这种不准确的呈阴性的检查结果为"伪阴性（false negative rate）"。检查结果虽然显示不是癌症，但实际上已经到了患癌的前一个阶段，甚至已经患癌。这是因为，采集到的细胞一部分显示正常，但是其他细胞有可能存在异常，这也是宫颈细胞学检查的局限性所在。所以，我们可以采取以下措施。

定期接受检查

每年定期接受宫颈细胞学检查可以有效地降低检查

结果出现误差的可能性。宫颈癌病变的速度相对比较慢，所以每1～2年接受一次宫颈细胞学检查就能够及时发现异常。

最好接受人乳头瘤病毒检查

最新研究结果表明，是否感染人乳头瘤病毒对宫颈细胞的变形与否及程度都有决定性的影响。也就是说，人乳头瘤病毒与宫颈癌密切相关，如果检查没有发现这种危险的病毒，那么患宫颈癌的概率会大大降低。相反，如果检查发现了这种高危病毒，就说明存在病变的可能性，应该及时接受相关的其他检查，并尽早治疗。

接受用眼睛观察宫腔状态的检查

宫腔镜检查是一种可以用眼睛确认宫腔状态的检查。当宫颈细胞发生变形时，血管发生扩张，并出现白色角质，这些都是细胞变形的特有症状。但是每个人的宫颈情况不同，细胞变形也会受到激素等多种因素的影响，所以通过眼睛观察到的疑似与癌症相关的细胞变形，也很有可能只是单纯的细胞变形，与癌症无关。因此，宫腔镜检查是宫颈细胞学检查的一种辅助检查手段。

从宫颈细胞学检查到宫腔镜检查，都需要对宫颈部位进行观察。医生用阴道镜打开阴道口观察宫颈部位的过程确实既让人不适，又让人感到难为情。如果换一种方式想一想，不管是胃镜检查还是直肠镜检查，这些观察人体内部情况的检查多少都让人感到疼痛，并且让人觉得难为情。阴道镜*只是在插入的过程中会让人有轻微不适，用小刷子采集细胞是完全没有痛感的。因为宫颈表面没有痛觉细胞，所以人在采集细胞的过程中也感觉不到疼痛。只需要忍受非常短暂的不适就能够预防癌症，记得一定要定期做宫颈细胞学检查。

*
没有性经历的患者无法通过插入阴道镜对宫颈状态进行检查，只能提取少量的分泌物，因此检查的准确度会有所下降。但对没有性经历的人来说，感染人乳头瘤病毒或者宫颈部位发生细胞变形的概率较低，所以即便检查的准确度较低也没关系。

宫颈癌疫苗和相关疑问

❶ 11岁女孩

因为国家提倡接种宫颈癌疫苗,所以她就来到了医院,听说注射时会非常疼,而且要接种两次。虽然不知道是否一定要接种疫苗,但她还是稀里糊涂地来了。

❷ 22岁女性

已经有过性经历,来医院是想咨询是否需要接种宫颈癌疫苗。我告诉她,虽然在从来没有发生性行为之前进行接种是最理想的,但如果已经发生了性行为,也最好尽快接种。"如果人乳头瘤病毒已经通过性行为进入体内,那么接种疫苗是不是就没有意义了?"这位女性提出了这样的疑问。

❸ 34岁女性

因为性行为后出血来院就诊。我问她最后一次接受宫颈细胞学检查是什么时候,她告诉我因为已经接种了宫颈癌疫苗,所以从来没做过宫颈细胞学检查。

....

这些都是关于宫颈癌疫苗的案例。确切地说,宫颈癌疫苗是一种可以预防人乳头瘤病毒感染的疫苗,而人乳头瘤病毒是宫颈癌的主要致病原因。目前比较常见的疫苗种类有Cervarix2价、Gardasil4价和Gardasil9价,疫苗名称中的数字代表可预防的人乳头瘤病毒的种类数。需要强调的是,每一种疫苗都有自己的特征和优势,并不是数字越大,效果越好。

然而,实际生活中有很多人连宫颈在哪里都不清楚,对宫颈癌疫苗就更陌生了。我们来了解一下关于宫颈癌疫苗的常见问题。

宫颈癌疫苗的最佳接种周期是怎样的

Cervarix2价疫苗在首次接种后1个月接受第二次接

种，在第二次接种后5个月接受第三次接种。Gardasil4价和Gardasil9价疫苗在首次接种后2个月接受第二次接种，在第二次接种后4个月接受第三次接种，如果没能及时接种，在首次接种后一年之内完成三次接种即可。

常会有人问："第二次接种能不能提前？"第一次接种和第二次接种之间、第二次接种和第三次接种之间最少要间隔一个月。可以比下一次的最佳接种时间稍晚一些，但如果提前接种，就会影响疫苗功效。

另外，如果接种者未满14周岁，接种两次疫苗就可以充分产生抗体。

已经有过性经历，还需要接种宫颈癌疫苗吗

即使已经有过性经历，感染了特定种类的人乳头瘤病毒，但由于人乳头瘤病毒的种类非常多，为了避免再感染其他种类的病毒，也最好接种宫颈癌疫苗。

大约80%的女性一生中都会感染一次人乳头瘤病毒。虽然人体的免疫系统可以在一定程度上消除这种病毒，但无法阻止二次感染。所以即使在感染了人乳头瘤

病毒后没有接受治疗就自然痊愈了，也是有可能二次感染的。有研究表明，接种宫颈癌疫苗可以让人体免疫系统更容易消除人乳头瘤病毒。

因为女性比男性更容易感染人乳头瘤病毒，所以相较于男性来说，我们更强调女性接种疫苗的重要性。男性接种宫颈癌疫苗可以有效降低性伴侣宫颈出现异常的概率。最近越来越多的人认识到男性同样需要接种宫颈癌疫苗。

接种了宫颈癌疫苗就可以不接受宫颈细胞学检查了吗

即使已经接种了宫颈癌疫苗，也要定期接受宫颈细胞学检查。因为宫颈癌疫苗并不能预防所有种类的人乳头瘤病毒的感染。宫颈癌疫苗只对高危的人乳头瘤病毒种类有预防作用，而且也可能存在接种了疫苗但没有形成抗体的情况。宫颈癌疫苗的预防率一般在70%左右。

宫颈癌疫苗有副作用吗

目前还没有相关研究得出确切的结论，关于宫颈癌疫苗的副作用还有很大的研究空间。

日本曾发生青少年在接种宫颈癌疫苗后出现神经方面异常的案例，宫颈癌疫苗的安全性问题在当时引起了巨大争议。英国是全球最早推行宫颈癌疫苗接种的国家，10年间出现了关于宫颈癌副作用的大小病例8万余件。但到目前为止，各种不良反应的出现究竟是不是由接种宫颈癌疫苗所致，还没有确切的结论。目前宫颈癌疫苗的接种仅仅经过了10年，究竟有没有永久预防的效果，还是一个疑问。

然而，出现异常症状毕竟是极小概率事件，这些异常症状到底是不是因疫苗而起还是未知数。所以接种预防概率能够达到70%的宫颈癌疫苗，确实是有必要的。2014年2月，世界保健机构所属的全球疫苗安全咨询委员会提出，宫颈癌疫苗在安全性方面不存在任何问题。

关于宫颈癌的误会与偏见

宫颈癌是由性生活混乱导致的

从结论上来说,宫颈癌并不是由性生活混乱导致的。与很多人多次发生性行为确实有可能导致多种人乳头瘤病毒的感染,从而可能感染高危人乳头瘤病毒。但是只和一个人发生性行为也有可能感染高危人乳头瘤病毒。在实际入院治疗的患者当中,有一部分患者只与一个人有性接触,但是在性接触后出现了异常的出血症状,检查后发现患上了宫颈癌。这也是女性要定期接受检查的原因。

宫颈癌多发于不发达国家

在过去,说起宫颈癌,总觉得它是在落后国家比较常见的疾病。那时候人们并不是很清楚宫颈癌发病的具体原因,只是觉得这是一种与性行为相关的疾病。后来人乳头瘤病毒被发现,人们才知道,避孕套可以有效阻止人乳头瘤病毒的感染，避孕套的使用率越低，发病率就越高。

在人乳头瘤病毒被确认为引发宫颈癌的原因之后，才出现了与之相关的疫苗，同时人们也更加强调使用避孕套的必要性。此外，检查技术的日益发达，让更多的人在宫颈癌发病之前确认是否存在人乳头瘤病毒感染的情况，从而达到提前介入治疗的目的。

人乳头瘤病毒

在宫颈癌患者中,有99.7%的患者都携带一种人乳头瘤病毒。

人乳头瘤病毒是一种能够侵入人体皮肤角质层或黏膜的病毒。分支菌种有140余种,其中有50种常见于生殖器官。除了性接触,手、口腔、外生殖器等部位的皮肤接触也可以造成传染。80%以上的有性生活的女性都存在感染人乳头瘤病毒的风险。

很多人都问:"如果检查出人乳头瘤病毒感染,是不是就意味着得了性病?"虽然人乳头瘤病毒感染的主要途径是性接触,但由于感染后没有明显的症状,而且两年内病毒会自然消亡,所以与其他性病是有区别的。在人乳头瘤病毒侵入皮肤后,70%的人在1年以内,90%的人在2年以内会自然痊愈。感染时毒菌停留在皮肤表层中,并不会对身体造成特殊的影响,人体的免疫功能可以充分消灭毒菌。很多感染了人乳头瘤病毒的人并不知道自己已经感染了。但是,残留在人体当中的人乳头瘤病毒还是存在5%~10%的可能性引发其他问题。这种病毒在侵入DNA后会诱发肿瘤,促进细胞非正常增长,然后通过这些非正常增长的细胞繁殖病毒。通过这样的过程,人体中的非正常细胞持续增加,发展到细胞变形阶段，也就是癌变的前一个阶段，最后发展为癌症。

  并不是只有宫颈才会发生人乳头瘤病毒感染。性接触还有可能导致肛门、外阴等部位的皮肤感染，引发肛门癌、外阴癌等。另外，口交行为还会导致口腔、扁桃体、咽喉头等部位感染。吸烟会加剧人乳头瘤病毒感染的程度，带来负面影响。如果孕期出现人乳头瘤病毒感染，病毒是有可能在分娩的过程中传染给胎儿的。所以为了做到有效预防，我们应该接种宫颈癌疫苗。

卵巢癌检查

卵巢癌和宫颈癌不同,很难通过早期检查得到准确的结果。

能够通过盆腔B超检查确诊的卵巢癌,往往已经发展到了中晚期。初期卵巢癌是很难用肉眼观察到的。另外,卵巢癌发展速度较快,并且不按照1阶段、2阶段、3阶段的顺序发展,所以我们很难在患病初期发现它。

虽然可以通过抽血检查(肿瘤标志物检查)确认是否患有卵巢癌,但准确率不高,即便检查结果正常,也不能100%确定没有患癌。虽然卵巢癌目前还没有准确的检查方法,但我们还是可以通过盆腔B超检查与肿瘤标志物检查并行的方式,提高检查的准确率。

关于小阴唇的传闻

性行为频繁会导致小阴唇变大、变黑?

粉色的小阴唇是最漂亮、最好的?

虽然完全没有事实依据,但很多人对此都坚信不疑。或许是因为人们对小阴唇确实不太了解。和手、脸、肚子等可以看到的部位相比,小阴唇确实长得很独特。但实际上,就像有人皮肤厚、有人皮肤薄一样,小阴唇的大小、形状及颜色也是因人而异的。

性行为会让小阴唇变黑、变大,这完全是无稽之谈。小阴唇变黑并不是由性行为频繁所导致的,而是受青春期后自然发生的激素指数变化的影响。小阴唇的大小也完全受遗传因素影响,与性行为毫无关系。就像青春期过后,人的样貌会发生变化一样,小阴唇也会逐渐发育,形状和颜色都会发生变化。当然,经常穿紧身的内裤、跷二郎腿等习惯也会对小阴唇的形状产生一定的影响。

实际生活中人们对自己的小阴唇不太满意的情况比想象中要多。曾经就有一位20多岁的女性患者,来院咨询小阴唇整形。

🧑 "小阴唇让你哪里不舒服吗?"

😟 "没有,但是…… 我感觉我的小阴唇太大了,所以有些担心。"

🧑 "我帮你看一下。"

她的小阴唇大小非常正常。

🧑 "我觉得大小很正常啊,小阴唇有没有经常肿胀,或者有其他不适的感觉吗?"

😟 "没有,就是洗澡的时候,突然感觉太大了。"

🧑 "没必要担心,很正常。"

也有人在做妇科检查的时候,因为小阴唇过大、过黑,想要做手术。"我是不是应该做小阴唇手术"这样的问题和"没有双眼皮的人是不是一定要做双眼皮手

术"是一样的。眼皮下垂导致睫毛内翻，常会引起眼部不适，这种情况是可以接受眼睑下垂手术的。小阴唇手术也是这样。由于小阴唇过大，穿紧身的衣服时会有压迫感或其他不适的感觉，小阴唇频繁出现炎症，在发生性行为时出现插入困难或者痛感明显，这些情况是可以考虑接受小阴唇手术的。如果并没有不适的感觉，只是因为对小阴唇的形状不满意，就好像没有双眼皮的人想要拥有双眼皮一样，这种情况也是可以进行小阴唇手术的。

因为小阴唇是位于阴道口的皮肤组织，所以很多人都误以为阴道炎和小阴唇有关。但实际上，阴道炎和小阴唇的形状、大小完全没有关系。通过小阴唇手术预防阴道炎，完全没有必要。

有人认为："小而泛着粉色的小阴唇才漂亮。"这更荒唐。每个人器官的形状和颜色不一样，这是多么正常的事情。真心希望大家能够认清事实，同时对自己的本来模样充满自信。

处女膜再造手术

处女膜是阴道口的一层薄膜。因为处女膜这个名称,很多人都误以为处女膜完全覆盖了阴道壁,但如果真的如此,月经血就无法排出体外了。确实存在天生的处女膜完全覆盖阴道口的情况,这种情况叫作"无孔处女膜",需要接受手术。

咨询处女膜再造手术的情况很多。处女膜再造手术是用一片圆形的膜将已经破裂的处女膜复原。在发生性行为时,缝合的部分破裂会导致出血。女性为了通过出血营造第一次发生性关系的假象而接受手术的情况比较多。

切记,在发生性行为时出现出血现象并不能证明之前没有过性行为,并不是只有性行为才能造成处女膜破裂,骑自行车等日常活动也可能成为处女膜破裂的原因。相反,性行为也不一定会让处女膜破裂。

结语

2015年，我创建了怀孕生育类博客"妈妈妈妈"，主要分享一些孕期、产后及妇科方面的知识。其实内容都是一些日常发生在诊室里的事情和我们在网上和书里都能找到的信息，所以起初并没有想到我的这些故事和信息对某些人来说这样新鲜、有趣。

但是从我嘴里讲出来的这些故事对一些人来说真的成了虽然不多但非常有用的信息。很多读者来信告诉我，因为学到了新的知识而感到高兴。这些来信和反馈让我兴奋不已。我感觉到那些被认为是常识的东西，也会因为视角的不同产生非常大的差异，同时我也认识到，站在正在经历那些症状的患者的立场上，看似正常的症状确实会让人不安和恐惧。

不只是怀孕，怀孕的时候经历的不适症状还是可以相对轻易地描述的,而那些妇科问题引起的症状,对任何人来说都有些难以启齿。这种"有苦难言"正是由不正确的信息导致的偏见造成的。甚至有一次我在介绍自己妇科医生的身份时,突然有人说:"好低俗啊。"真是一个不像玩笑的玩笑。随着时代的发展、社会的进步,人们对性和性的作用的理解也在慢慢发生变化,但一些偏激、狭隘的视角依然存在。

正是因为这样,我才想要抛开误会和偏见,聊一聊女性的月经,聊一聊性生活,聊一聊子宫和卵巢会出现的症状和疾病。

在诊室里,我常会接触到各个年龄段的女性患者,在观察了她们应对自己身体上出现的各种症状的方式后,我时常会想:如果能有机会和她们仔细地、放松地聊聊就好了。如果能了解更多的妇科知识,或许她们就能够更加珍惜和爱护自己的身体。

有一些话,我一直想和我的患者们说,但碍于医生的身份一直羞于开口。

"你真的很珍贵。"

"请珍惜、保护你自己,因为你比任何事物都值得被珍惜和保护。"

"不用隐藏,没关系的。"

"这不是你一个人的难言之隐,我们也都一样。"

感谢指引我、陪伴我的家人、朋友、同事,我将永远心怀感激。

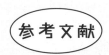

[1] 大韩妇科学会. 妇科医学[M]. 5版. 高丽医学, 2015.

[2] 金正具（音译），崔勋（音译）. 妇科内分泌学[M]. 君子（音译）出版社, 2021.

[3] Jonathan S. Berek. Berek & Novak's Gynecogly[M]. 16th ed. Lippincott Williams Wilkins, 2019.

[4] Leon Speroff, Marc A.Fritz. Clinical Gynecologic Endocrinology and Infertility[M]. 8th ed. Lippincott Williams Wilkins, 2010.

[5] Dennis L. Kasper, Anthony S. Fauci, Stephen L. Hauser, Dan L. Longo, J. Larry Jameson, Joseph Loscalzo. Harrison's principles of intenal medicine[M]. 19th ed. vol. 2. McGraw Hill Professional, 2015.

〈 내 친구가 산부인과 의사라면 이렇게 물어볼 텐데 〉
Copyright © 2019 by Jiwon Ryu
All rights reserved.
The simplified Chinese translation is published by PUBLISHING HOUSE OF ELECTRONICS INDUSTRY CO., LTD in 2022, by arrangement with GIMM-YOUNG PUBLISHERS, INC. through Rightol Media in Chengdu.
本书中文简体版权经由锐拓传媒取得 (copyright@rightol.com)。

本书中文简体字版授予电子工业出版社独家出版发行。未经书面许可，不得以任何方式抄袭、复制或节录本书中的任何内容。

版权贸易合同登记号　图字：01-2022-0423

图书在版编目（CIP）数据

如果我的朋友是妇科医生，我会这样问她／（韩）柳知沅著；王琳译. —北京：电子工业出版社，2022.3

ISBN 978-7-121-42965-1

Ⅰ. ①如… Ⅱ. ①柳… ②王… Ⅲ. ①妇科病－防治－普及读物 Ⅳ. ① R711-49

中国版本图书馆 CIP 数据核字（2022）第 031249 号

责任编辑：于　兰
印　　刷：中国电影出版社印刷厂
装　　订：中国电影出版社印刷厂
出版发行：电子工业出版社
　　　　　北京市海淀区万寿路 173 信箱　邮编：100036
开　　本：787×1092　1/32　印张：6.875　字数：165 千字　黑插：1
版　　次：2022 年 3 月第 1 版
印　　次：2022 年 3 月第 1 次印刷
定　　价：68.00 元

凡所购买电子工业出版社图书有缺损问题，请向购买书店调换。若书店售缺，请与本社发行部联系，联系及邮购电话：(010) 88254888，88258888。

质量投诉请发邮件至 zlts@phei.com.cn，盗版侵权举报请发邮件至 dbqq@phei.com.cn。

本书咨询联系方式：QQ1069038421，yul@phei.com.cn。

如果我的朋友是妇科医生,

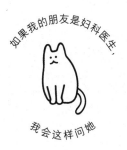

我会这样问她